아, 내게로와 별이 되어

암, 내게로 와 별이 되다

초 판 1쇄　2020년 10월 02일

지은이 김혜경
펴낸이 박제언

펴낸곳 한덤북스
유　통 로뎀커뮤니케이션
신고번호 제2009-6호
홈페이지 www.jbt100.kr
주소 서울시 영등포구 영중로8길 6, 성남빌딩 404호
전화 010) 5347-3390
팩스 02) 862-2102

메일 jbt6921@hanmail.net

ⓒ 정병태 2020, *Printed in Korea*.

ISBN 979-11-85156-20-0 03320
CIP 2020038599

값 **15,000원**

※ 파본은 본사나 구입하신 서점에서 교환해드립니다.
※ 이 책에 실린 모든 콘텐츠는 한덤북스가 저작권자와의 계약에 따라 발행한 것이므로 인용하시거나 참고하실 경우 반드시 본사의 허락을 받으셔야 합니다.

해피바이러스 김혜경의

암, 내게로와 별이 되다

'상처는 별이 되고 눈물은 사명이 된다'

한덤북스

추천사

　일생의 위기는 몇 번씩 찾아온다. 암도 그 가운데 하나일수 있으며, 암을 바라보는 시각과 태도에 따라 극복하는 사람도, 그렇지 못한 사람도 있다. 김혜경 작가는 꿈과 희망을 놓지않고 암을 이겨냈고 이제는 푸른나무 재단의 인성교육 강사로 새로운 길을 걷고 있다. 이른 새벽을 깨우며 대한민국 방방곡곡 국군장병 인성교육의 현장으로 달려간다. 푸른햇살과 푸른나무가 만나 이땅의 청년들에게 긍정의 에너지와 희망을 전하고 있다.
　여러분들은 이 책을 통해 상처가 별이되고, 눈물이 사명이 되어가는 의미, 고통의 재해석과 고난의 가치를 새롭게 발견하게 될 것이다. 또한, 새로운 꿈꾸기를 주저하는 이들에게 병원의 차디찬 침대에서도 꿈을 포기하지 않았던 작가의 이야기는 한 줄기 희망의 빛이 되어줄 것이다.

- 전 교육부 장관, 푸른나무 재단 이사장 문용린

　김혜경은 반짝반짝 빛나는 다양한 매력을 소유한 사람이다. 그 다재다능함으로 수많은 직함을 감당한다. 작가, 강사, 상담가, 교육사업가, 사모, 아내, 엄마…. 벅찼을까? 어느 날 덜컥 암에게 몸을 내어 준 김혜경은 다른 암환자들과 똑같이 원망의 마음과 고통을 지나 수용하는 과정의 롤러코스터를 타며 암투병을 시작한다. 그러나 마음의 중심에 예수님의 십자가를 품고 푸른 햇살처럼 선한 영향력을 끼치던 김혜경은 물러서지 않았다. 오히려 특유의 긍정과 밝은 에너지로 암에게 담대하게 선포한다.

"암, 너 나에게 딱 걸렸어!"

첫 번째 책인 '암 치유 맘 치유'는 그렇게 세상에 나왔고, 암과의 전투에서 승리한 김혜경은 또 다시 선포한다. 김혜경에게 오면 암도 별이 된다고.

— 듣는마음연구소 대표 송현미

앎을 삶으로 변화시키고, 암이 별이 되다니 놀라운 기적입니다. 기적처럼 이겨내심을 진심으로 축하드립니다.

6년 전 김혜경 작가님을 암 투병 중 인문학 동기로 만나게 되었습니다. 그 당시 해피바이러스라고 담담하게 소녀같이 소개하시던 모습을 지금도 기억하고 있습니다. 그렇게 시작된 인연은 세계아동요리협회라는 울타리 안에서 아동요리 교육과 푸드테라피 교육으로 함께 하고 있습니다. 푸드테라피 교육으로 아이들과 특수아동들에게 희망을 주시고, 이제는 청소년, 시니어 분들께도 널리 알리고 계셔서 전 연령층의 마음치유 푸드테라피스트로 활발하게 활동하고 계십니다.

언제나 희망을 잃지 않고 진정성 있는 모습으로 최선의 다하는 삶, 해가 거듭할수록 더 많은 이들을 치유하는 해피바이러스로 늘 건강하시기를 바랍니다. 이 책을 통해 더 많은 사람들이 마음의 치유를 경험하고 희망과 용기를 갖게 되기를 소망합니다.

- 세계아동요리협회, 세계푸드테라피협회 협회장 백항선

우리는 살면서 크고 작 질병이나 사고, 죽음 등을 마주하게 됩니다. 누구에게나 적용되는 한 가지 진실이 있다면 그것은 죽음일 겁니다. 죽음이라는 자신의 한계상황이나 상실 앞에서 많은 사람들은 무너지고 고통스러워합니다. 그러나 누군가는 존재의 의미, 삶의 이유를 찾게 됩니다. 이 책을 쓰신 김혜경 작가도 그런 분입니다.

상실과 죽음의 문턱 앞에서 자신이 어떤 존재인지, 어떻게 살아야할지를 발견하고 죽음을 삶으로 바라봤습니다. 죽음 뿐 아니라 고통과 상실 앞에서 내가 왜 살아야하나, 나는 누구인가를 찾고 계신다면 이 책은 그 이유의 곁으로 데려다 줄 것입니다.

- 엘컴퍼니 대표 조에스더

아내는 청년시절 강사의 꿈도 기꺼이 접고
오랜 시간 아내로, 엄마로, 사모의 자리를 든든히 지켜주었다. 힘든 상황에서도 늘 웃음을 잃지 않았다. 개척교회 아내로서 많은 수고를 하면서도 불평없이 잘 견뎌주었다.

그러다 암 투병이란 쉽지 않는 시간을 지나왔다. 그러나 그 시간을 통해 오히려 청년 시절의 꿈을 다시금 이어가게 하시는 하나님의 놀라운 섭리를 지켜보았다. 더 넓은 세계로, 주님의 도구로 세상 가운데 마음껏 펼쳐가기를, 아내의 꿈을 응원한다. 어떤 상황에서도 희망을 잃지 않았던 아내의 이야기가 많은 이들에게 작은 위로와 도전이 되길 기도한다.

- 에벤에셀교회 담임, 데이트학교 대표 윤인찬 목사

프롤로그

"앎이 삶이 될 때까지"

작년 가을, 암 투병 후 5년을 무사히 잘 넘겼다고 가족들과 지인들이 축하인사를 건네 주셨다. 어느새 암 투병 후 5, 6년이 훌쩍 지났다. 44살의 암 발견, 몹쓸 죽을 4자, 그것도 쌍으로 있는 44세! 그렇게 투덜거리며 시작되었던 암 투병도 세월이 지나니 내가 언제 암 환자였던가? 지금은 그 기억도 흐릿하다.

서기 2020년, 반 백 년을 살아온 오십이 되었다. 오십이란 숫자를 맞이하면서 묘한 기분이 들었다. 옴마, 내가 반 백 년이나 살아내다니… 나이 먹었다는 서러움이 아닌 오십 먹도록, 반 백 년이나 애써서 잘 살아왔다고 격려해 주고 싶었다.

20대 청춘 시절에는 서른만 되면 인생 다 산 줄 알았다. '서른 잔치는 끝났다' 어느 시인의 말처럼 서른만 넘으면 그냥 고리타분한 현실인이 되고, 냄새나는 사람이 되는 줄 알았다. 오십을 넘기면서 오히려 삶에 대해 함부로 이야기할 수 없는 초보인생임을 느낀다. 중년부인이라 하기에는 젊으나 호르몬의 반란을 일으킨다는 갱년기 여성이다. 자녀는 사춘기, 엄마는 사추기! 묘한 시점이다.

백세 시대를 말하는 요즘, 잠시 숨고르기를 하고 싶었다. 그러나 반강제적으로 내 인생에 숨고르기를 당했다. 6년 전 유방암 진단을 받으며 아내로서, 엄마로서, 사모로서 모든 자리를 잠시 내려놓고 쉼표를 찍어야만 했다. 그때는 참 억울하고 속상하다 생각했는데 한바탕 회오리가 지나가고 나니, 그 자리에 새로운 내가 보였다.

암 환자로 판정받고 두어 차례 수술을 하고 항암을 시작하면서 오히려 생의 의지가 생겼다. 꼭 하고픈 일이 생겼고, 그냥 하루하루 숨 쉬고 살아가는 것이 감사했다. 늘 뻔한 일상의 일들이 그리

워졌다. 나 자신에 대해 좀 더 솔직하고 뻔뻔해 졌다. 남몰래 우는 날이 많아졌고, 아무 것도 아닌 일에 더 많이 감사하고 웃는 날도 많아졌다.

암 환자 100만이라는 시대에, 한 집 건너 한 집에 환자가 있는데 뭐 그리 새삼스럽냐 할 지 모르지만 여전히 암은 우리 시대 사망률 1위를 달리는 병이다. 대부분 예고 없이 갑작스레 찾아와 순간 모든 삶의 질을 떨어뜨리고 공포와 두려움으로 내몰고 있다.

특히 유방암은 우리나라 경우 젊은 층의 암 환자가 기하급수적으로 늘고 있는 추세다. 여러 유해 환경과 각종 스트레스 요인들, 서구화된 식습관 등 다양한 원인 경로를 통해 암을 유발시킨다. 유방암은 대부분 여성들에게 발생하는 암으로 유방이 갖는 여성성의 또 다른 의미로 인해 곧잘 우울증도 동반한다.

한창 엄마의 손길, 아내의 손길이 필요한 가정에 유방암은 한 가정을 위협하는 나쁜 녀석이다. 그러나 환자가 자신의 병을 어떻게 받아들이며, 자신에게 맞는 치료과정을 이해하고, 전체를 바라보는 시각이 생기면 막연한 공포로부터 자유로울 수 있다. 모르는 것이 약이 될 때도 있지만, 지식은 힘이다. 유방암에 대한 전반적인 치료법과 약물에 대해 좀 더 알면 더 잘 대처하고 잘 싸울 수가 있다. 아니 암과 싸운다기 보다 잘 다룰 수 있다. 마치 엄마가 아이를 다루고 훈육하여 몸과 맘이 건강한 아이로 자라게 하듯 내 안에 자라는 암세포를 다스릴 힘을 키워야 한다.

  암 환자로 지낸 지난 몇 개월의 경험과 그 이후의 삶의 변화들이 누군가에게 위로가 되고 작은 도움이 되었으면 좋겠다. 혼자가 아니라 함께 그 길을 가는 사람들이 많이 있고, 우린 전보다 더 행복하고 건강하게 살 수 있다고 두 손 잡고 말해주고 싶다. 나 역시 전이나 재발의 위험으로부터 자유롭지 않다. 유선이 많아 여느 암보다 재발이나 전이도 많은 병이나 그것 역시 미래의 영역이므로 나 자신의 미래에 나를 맡기고, 오늘 지금 나는 나로서 최선을 다 할 뿐이다.

  1부에서는 유방암 발병과 그 치료과정을 기술했다. 처음 유방암으로 진단받은 그 당혹감과 여러 심리 변화들을 다루었다. 유방암 환우가 이 책을 본다면 구체적으로 어떻게 치료과정이 진행되는

지 도움 될 것이다.

2부에서는 명지병원에서의 생생한 병원탐구생활과 예술치유센터를 통해 경험한 이야기들을 풀어놓았다. 또한 투병 후 5년이 지나 유방재건수술 과정도 이야기했다.

3부는 암 환자가 되어 숨고르기를 당하며, 지난 내 삶을 돌아보았다. 초스피드 결혼과 초보엄마의 좌충우돌 육아 이야기, 에벤에셀 교회 스케치를 담았다. 4부는 암 투병 당시 삐걱 거리는 철 침대에 누워 쓴 버킷리스트가 실제 꿈으로 이루어가는 과정을 담았다.

암 투병 후 오히려 잊고 있었던 달란트를 개발하게 하시고, 제2의 인생을 꿈꾸며 살게 되었다. 가끔은 암에 걸리지 않았다면? 상상해 본다. 없던 과거를 만들 수 없고, 있던 과거를 지울 수는 없지만, 현재의 고난을 통해 미래의 축복이 될 수도 있다는 걸 몸소 체험했다. 암 투병 이후 더 다이나믹한 삶을 사는 나를 보며 나도 놀란다. 내 인생의 키는 결코 내가 쥐고 있지 않았다. 암 투병 이후 오히려 내 자존감은 더 높아졌고, 더 행복해졌다. 그리고 세상을 향해 더 당당해졌다.

암 투병 후 지금의 내 모습으로 성장하기까지 도와주신 분들께 감사드린다. 언제나 용기주시는 박운룡교장선생님, 명지병원 예술치유센터의 이소영센터장님, 담당 주치의 신혁재교수님, 듣는 마음연구소의 송현미대표님, 하이패밀리 김향숙원장님, 세계아동요리협회 백항선협회장님, 한국자살예방센터의 정택수센터장님, 엘컴퍼니의 조에스더대표님, 매일 말씀 묵상으로 멘토가 되어주신 임은미목사님, 무엇보다 섬세하지 못한 아내이자 엄마를 늘 아껴주고 사랑해주는 우리 가족과 에벤에셀 성도님들, 동네 사모님들, 늘 믿어주고 내 편이 되어 준 친구들과 펀펀힐링센터 연구원님들! 청소년이 희망을 꿈꾸고 행복하고 평화로운 세상을 만들어가는 푸른나무 재단과의 만남! 스쳐 지나가면 단순한 만남이지만 스며들면 소중한 인연이란 말씀처럼, 만남의 복을 주신 하나님께 또한 함께 해 주신 모든 귀한 인연들에 감사드린다.

암을 통해 새로운 인생을 배웠다. 우리는 끊임없이 배워야 한다. 앎이 삶이 될 때까지….

2020년 10월의 어느 멋진 날에…
푸른햇살 희망작가 김혜경

목 차

추천사 ... *004*
프롤로그 앎이 삶이 될 때까지 ... *008*

1부 암, 너 내게 딱 걸렸어!

내가 암환자라니... ... *021*
아니, 니가 왜? 그래, 왜 내가? ... *028*
마, 니 생긴대로 살아 뿌라! ... *034*
내 인생 9.11 테러 ... *041*
확률 5%의 일 ... *045*
내 사랑 꼭지야, 잘 가! ... *050*
불행일까? 행운일까? ... *056*
암세포를 죽이나? 나를 죽이나? ... *064*
고난 앞에 반응하는 5단계 ... *071*
방사선 빛줄기 ... *078*

2부 상처는 별이 되어

꿈을 이룬 명지호텔 703호	... 087
고놈의 첼로소리 때문이야	... 093
나도 피아노처럼	... 101
암 환자에게 하는 세 가지 질문	... 106
암치유 뽕치유	... 110
세상은 아직도 36.5℃	... 116
새벽 산책길	... 124
예술치료	... 130

3부 눈물은 사명이 되고

사모가 아닌 아내를 구하러 온 남자 ... 139
초스피드 결혼 ... 146
데이트학교의 시작 ... 152
에벤에셀 스케치 ... 159
철부지 소녀의 기도 ... 166
엄마의 청춘을 먹고 자라는 사랑스런 애벌레 ... 173
아픈 아이 뒤에는 아픈 부모가 있다 ... 180
보물과 보석의 재발견 ... 189

4부 암 치유, 꿈 치유

방사선 치료와 함께 시작한 꿈을 향한 도전 ... 201
꿈목록, 버킷리스트 ... 205
자존감을 높이는 푸드테라피 ... 220
생명사랑 소중한 나, 존중하는 우리 ... 233
군 부대 인성교육, 우리는 영웅이다 ... 246
어른들의 관계학교 공감클래스 ... 256
은혜 더하는 사모 세미나 ... 265
펀펀힐링센터의 꿈 ... 278

에필로그 꿈꾸는 사모, 푸른햇살 희망작가로 ... 290

1부

암, 너 내게 딱 걸렸어!

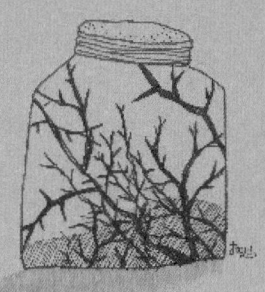

암 환자라는 말만 들어도 더럭 겁이 난다.
남들 이야기가 내 이야기가 되었을 때의 그 당혹감이란?
유방암 진단과 수술, 항암치료, 방사선 치료 등 각 과정마다
겪는 심리적 변화와 치료 과정을 소개했다.
아프고 고단한 삶의 현장에서
때로는 울며… 때로는 웃으며…
그러나 멈추지 않는 감사의 노래…
내가 암에 걸린 것도 유감이지만,
암, 니가 내게 걸린 것도 참으로 유감이야!

내가 암환자라니...

"여보, 여기 한번 만져 봐요. 좀 딱딱하고 이상하지 않아요?"

2014년 8월 말, 여느 때와 같이 새벽기도를 가려고 깬 새벽 4시였다. 부스스한 모습으로 눈도 채 떨어지지 않은 채 겨우 자리에서 일어났다. 이 세상에서 유일하게 내 가슴을 허락하는 남자에게 볼멘소리로 다그쳤다. 새벽부터 자다 깬 아내가 불쑥 가슴을 내밀며 소란을 피우니, 남편은 다소 귀찮은 듯 그래도 아내의 호들갑에 열심히 반응했다. 내가 가리키는 오른쪽 가슴 유두 윗부분을 슬쩍 만져보더니

"아니, 뭐 잘 모르겠는데... 원래 좀 딱딱한 거 아니야!"

"그런가......."

뭔가 이상한데 뭐라고 꼬집어 말할 수 없는 묘한 느낌이었다. 그렇게 하루 이틀이 지났다. 샤워할 때마다 그 부분에 자꾸 손이 갔다. '아주 작은 돌멩이가 들어간 느낌인데.......' 여자의 직감은 틀린 적이 없다. 순간 '혹시, 암!' 그 순간 번쩍 왜 그런 느낌이 들

었는지 모르겠다. 게다가 하루에 한 두 번씩 바늘로 콕 콕 찌르는 야릇한 느낌도 들었다.

 평소 워낙 덜렁대는 성격이라 집안일 하다 어디 모서리에 툭 하고 부딪혀 놓고도 며칠이 지나서야 '아니, 여긴 언제 이렇게 멍들었지?' 하는 나다. 웬만해서 병원을 스스로 찾는 법이 없는데 무슨 마음이 들었는지 모든 약속을 다 미루었다. 다음날 곧장 인근 병원에 예약을 하고 혼자 유방·갑상선 암 센터를 찾았다.

 '뭐 별 일 없을 거야! 작년 건강검진 때도 아무 이상 없었는데 그 사이에 무슨 암이 생기나? 최근에 너무 피곤해서 근육이 뭉친 게 아닐까?' 스스로를 달래며 초조히 내 차례를 기다렸다. 가져간 책은 눈에 들어오지도 않았다. 공연히 책장만 부산스레 넘겼다.

 새하얀 가운을 입은 의사 선생님이

 "한번 진료해 보시죠~" 하시며 진료실 내에 비치된 작은 침대에 누우라 하셨다. 순간 환자가 가는 마땅한 곳이 병원이면서도 아직 익숙지 않은 환자버전에 '이거, 아무나 보여주는 거 아닌데…….' 하며 자꾸 내 얼굴이 화끈거렸다. 아이 둘씩이나 낳은 아줌마인데도 내 몸을 누군가에게 보여준다는 사실이 민망하고 부끄러웠다. 더구나 여성성의 상징인 가슴이 아닌가? 그래도 산부인과 자궁검진 보다는 나은 거겠지? 그 짧은 순간에 별 쓸데없는 고민까지 다 하며 셔츠를 풀어 헤쳤다.

시선을 어찌할지 몰라 그냥 두 눈을 질끈 감았다. 곧이어
"유방 촬영술과 유방 초음파, 조직검사까지 해 보시죠~" 유방 촬영술과 유방 초음파는 간단한 검사지만 조직검사는 미리 예약하고 사전 신청해야만 할 수 있는 검사다. 때마침 다른 한 환자가 취소하는 바람에 곧바로 검사 가능하다고 하셨다. 지금 와서 생각해 보면 조금이라도 암이 커지는 것을 막기 위해 지체지 않고 주님이 그날 하루 초스피드로 모든 검사를 마치게 하도록 도우신 듯했다.

이것저것 검사를 하는 것 보니 내 예감이 점점 맞아 들어간다는 불길한 생각이 들었다. 유방 촬영술, 소위 맘모그래피(Mammography)는 대개 많은 여성들이 싫어하는 검사 중 하나다. 양쪽 유방을 위아래 방향과 비스듬한 방향으로 압박을 가해 각각 2장씩 촬영한다. 그 압박을 가하는 강도가 어찌나 세던지 눈물이 찔끔 날 정도다. 나처럼 작고 아담 사이즈 가슴을 가진 여성들은 더욱 아프고 곤혹스럽다. 행여 압박을 가하다 쑤욱 빠져나와 다시 촬영하자고 하면 어떡하나? 별 걱정을 다하며 긴장된 시간

을 보냈다.

다음 유방 초음파실로 향했다. 엄마들이 첫 아이를 임신하면 배 위에 미끄덩거리는 액체를 한 줌 얹고 빙글빙글 돌리며 자궁 안의 생명체를 사진으로 찍어준다. 그 촬영술이 바로 초음파 사진이다. 산부인과에서 쥐어주는 신비로운 흑백의 작은 사진 한 장은 모든 초보 엄마의 마음을 흥분과 생명의 경이로 들뜨게 한다. 오늘은 그런 흥분과는 아주 거리가 먼, 죽음의 방처럼 느껴졌다. 때마침 초음파를 보기 위해 진료실 불빛도 어둑어둑했다.

뜨끈 미끈한 액체가 가슴에 뿌려졌다. '아, 따뜻해서 다행이다!' 그 액체마저 차가웠다면 마음까지 얼어버렸을 텐데, 그 짧은 순간 누구의 배려인지 따뜻한 액체라 고마웠다. 드디어 작은 밀대 같은 기계가 내 가슴을 탐색하며 이리 보고 저리 보고 몇 번이나 뒤척였다.

저 안에 암세포가 툭 튀어나오는 건지, 봐도 잘 모르는 어둑어둑한 초음파 화면 모니터와 진료하시는 의사 선생님의 미간이 혹 찌푸려지지는 않는지 동시에 스캔하느라 두 눈이 바삐 움직였다. 역시나 선생님 표정이 좋지 않았다. 관상학을 전공도 안했는데 개척교회 사모 20년차 다 되어가니 웬만한 사람 표정만 봐도 마음까지 읽혀진다. 40대 이후가 갖는 삶의 내공인지도 모르겠다.

마지막 조직검사를 했다. 암일지도 모른다고 판단되는 부위에 생살을 떼 내어 그 종양이 악성인지 양성인지 정확하게 판단하는 병리학적 진단검사다. 무서워서 검사 내내 두 눈을 감았다. 무언지 모를 긴 침이나 주사바늘이 내 가슴을 여기저기 파고들었다. 눈물이 찔끔 나왔다.

국소마취를 했지만 생살을 떼 내니 아파서 절로 눈물이 나왔다. 그리고 점점 검사 시간이 길어지면서 나도 모르게 '아, 암인가 보다. 말기 암이면 어떡하지? 하나님, 천국가면 좋긴 하지만 갑자기 왜 이리 슬프지요?' 곧이어 내 내면의 소리가 들렸다.

'누가 나를 이렇게 만들었나요? 잘못은 저들이 했는데 왜 저를 벌하시나요? 저는 정말 억울해요. 왜 제가 아파야 하나요? 왜 저만 이렇게 아파해야 하는 건가요?' 검사 내내 소리 없는 울음이 내 가슴 깊은 바닥에서 올라왔다.

"왜 자꾸 우시지~ 울지 마세요! 아직 결과가 나온 것도 아니잖아요. 너무 염려마세요."

부드러운 말투로 휴지를 갖다 주시며 의사 선생님이 말씀하셨다. 아, 그럴 땐 그냥 환자가 울도록 '맘껏 우세요. 속상하지요

~ 그냥 울고 싶을 때까지 우세요!' 그렇게 말해 주시면 좋으련만……. 울면서도 덜 민망할 덴데, 자꾸 쏟아지는 눈물을 나도 주체할 수 없었다.

"선생님, 저 그냥 좀 울게요. 검사 방해 안 되도록 할게요." 조심스레 한마디 건넸다. 그저 마냥 흘러나오는 눈물을 혹 검사에 방해라도 될 새라 숨죽이며 휴지로 연신 닦아냈다. 죽을 사자가 두 개라는 44세, 44년간의 내 일생이 마치 한편의 파노라마 영화처럼 스쳐 지나갔다.

'내 인생 여기서 그냥 이대로 그만! 그렇게 된다 해도 크게 후회는 없다. 10대 알콩달콩 깨알 같은 우정으로 여학생의 재미도 누려봤고, 20대 청춘 몸살 나도록 사랑의 열병에 아파보기도 했고, 캠퍼스 시절 인생 개똥철학과 청춘의 방황도 해 봤고, 30대 결혼도 하고 아이도 둘 낳아봤고, 개척교회도 열심히 했고... 40대 내 인생의 빛깔을 찾고, 내 얼굴에 책임져야할 나이인데... 그렇게 책임질 일도 없이 이렇게 훅 가버리려나, 우리 아이들은 어떡하지, 우리교회는 어떻게 될까? 잘 생긴 남편은 새장가가면 그뿐이고....'

문득 내 나이 열일곱 여고 2학년, 그때 마흔 셋의 나이에 교통사고로 돌아가신 우리 엄마가 생각났다. '그래요 엄마! 그래도 엄마보다 내가 한 살이나 더 살았어요. 고단한 내 현실의 짐 내려놓고 이제 엄마 만나러 갈게요. 기다려요 엄마! 엄마가 아주 많이 보고 싶어요. 그동안 나 힘든데 안 힘든 척 하기도 하고, 씩씩한 척도 많이 했어요. 그래도 누구보다 내 인생 열심히 살았어요. 엄마, 엄마는 아시죠?'

아니 니가 왜?
그래, 왜 내가?

일주일 뒤에 검사 결과 들으러 다시 오란다. 그 일주일이 참 길게 느껴졌다. 문득 아이들 학교 보내고 베란다에서 차창 밖을 내려다보니 새삼 세상은 어찌 그리 아름다운지…… 늦여름의 신록의 계절, 여전히 푸릇푸릇 나무들은 싱그럽고 하늘은 높고 푸르다. 재잘대며 가방 총총히 메고 학교 가는 동네 꼬마들의 모습이 사랑스럽게 다가왔다.

'별 일 아니겠지' 하면서도 이미 내 맘에는 '암이 분명하다!'는 확신이 들었다. 유방암에 관한 인터넷 검색을 시작했다. 읽어도 무슨 내용인지 모르겠고, 암 몇 기, 항암치료가 어떻고 저떻고… 그냥 골치 아팠다. 조금 검색해보다 그것도 부질없는 일 같아 그만두었다. 편안하게 보낸듯 한데 결코 편안하지 않았던 일주일이었다.

이번에는 혼자 가기 무서워 남편과 함께 갔다. 결국 듣고 싶지 않았던 말을 들었다.

"암이 맞습니다. 종양크기가 3센티미터쯤 되는 듯 한데, 그래도 초기이구요. 이번 추석연휴 보내고 곧바로 수술합시다. 수술 후에 더 정밀한 조직검사 후 항암치료 계획을 잡아야 할 것 같습니다."

담당 교수님께서 담담하지만 따뜻하게 말씀해 주셨다. 순간 하마터면 선생님 품에 와락 안겨 울고 싶은 충동이 들었다. 지난 번 초음파실에 혼자 들어갈 때 교수님이 잠시 어깨를 두드려주신 그 따스함이 자주 생각났다.

'아, 올 것이 왔구나!' 내심 말기 암이 아니라 다행이라는 생각이 들었다. '아니, 그냥 미련 없이 천국 확 가버리고 싶었는데 초기는 또 뭐야?' 순간 이상하게 꼬인 이중적인 마음이 들락날락했다.

때마침 지난 조직검사 때 병원에서 우연히 마주 친 주집사님도 이날 다시 만났다. 지난 번 조직검사 날 집사님이 안 계셨다면 더 많이 외롭고 힘들었을 것이다. 많고 많은 시간 중에 같은 날, 같은 곳에서 아는 이를 만난다는 건 참 고맙고 신기했다.

예전에 우리교회에서 신앙생활 했고, 지금은 타지역으로 이사 간 집사님이시다. 일주일 뒤 주집사님은 대장관련 조직검사 결과를 들으러 오셨고, 우리는 다시 만나기로 했다. 서로가 별다른 일이 없길 기도했다. 다행히 집사님은 괜찮았고, 나는 이날 결국 듣고 싶지 않은 암진단을 받았다.

이때도 사모병이 발동했나? 집사님이 별 일없고, 내가 암 걸린 것이 다행이란 생각이 들었다. 그 반대였다면 괜히 미안했을 거다. 성도보다 사모가 행복하면 미안하고, 아파도 내가 아픈 것이 낫다는 묘한 심리가 작동했다. 사모란 두꺼운 옷이 어느 순간 별 일 아닌 것에도 자책하고, 죄책감을 만들게 한다. 그것으로부터 자유롭기 위해 나름대로 많은 노력을 했다. 여느 사모님들과 다르다며 바쁜 틈틈이 나만의 생활을 즐기며 자유롭게 살았다고 생각했는데 그게 아니었나보다.

지난번 조직 검사 때 이미 흘릴 눈물을 다 쏟았기 때문일까 오히려 암 진단 받은 날은 담담했다. 별 감정의 동요 없이 남편과 집사님과 함께 이런 저런 일상의 이야기를 나누며 편하게 맛난 식사를 즐겼다.

하루 이틀 지나고 수술 날짜를 확정하고 주변 사람들에게 알리기 시작했다. 나중에 안 일이었지만 대부분 암 환자들은 자신이 암 환자 라는 사실을 숨기고 있었다. 연로하신 부모님이 계신 환우들은 혹 부모님께 걱정 끼쳐드리는 것이 싫었는지 쉬쉬했고, 지인들에게도 일체 그 사실을 숨기기도 했다. 심지어 같은 병실에 있는 분은 병원 로비에도 나가지 않았다. 혹 동네 사람들이 왔다 갔다 하다 자기를 발견할 까봐, 누군가에게 가십거리로 자신을 화제 삼는 것이 싫은 내색이었다. 그 마음 충분히 이해된다. 하지만 위로받고 싶을 때 위로받을 수 있는 것도 건강한 삶이 아닐까. 도움 주는 자만 강한 자가 아니다. 도움 받을 상황이 왔을 때 기꺼이 도움 받을 수 있도록 손 내미는 것도 용기와 지혜가 필요하다. 항암치료 중 대부분 머리카락이 벗겨지는데 잠 잘 때도 꼭 가발을 쓰고 자는 환우도 있었다. 다들 제각기 개성이지만 꽁꽁 감추려는 그 마음이 오히려 더 애잔하게 다가왔다.

  내 성격 상 비밀을 오래 간직하지 못한다. 교회는 저절로 소문이 났고, 친정, 시댁 식구들에게 내 소식을 알렸다. 암이 전염병이나 죄도 아닌데 당당하지 못할 것은 뭐가 있나? 어디서 그런 당당함이 생기는 지 그냥 담담하게 그 사실을 지인들에게 알렸다. 때마침 추석연휴가 시작되는 기간이라 상황 설명이 필요했다. 대구 인근 하양인 친정에는 피곤하면 안되니 내려가지 않기로 했다. 시어머님도 명절 음식 준비하는 것도 다 취소하시고, 그냥 추석 당일 날 밥 먹으러 오라고 하셨다.

나보다 더 나를 걱정하시는 부모님! 워낙 평소에 내가 잘 먹고, 잘 웃고, 생전 병하고는 담 쌓은 줄 알았는데 못내 개척교회 사모로 고생하다 덜커덕 암에 걸려 아픈 것은 아닌가 해서 자꾸 우셨다.

"여러 형제가 있지만 니는 누구보다 잘 웃고, 잘 먹고, 평생 병원신세는 안 질 딸이라 생각했는데…….. 니가 왜?"

"그러게요. 엄마, 아빠! 나도 누구보다 밝고 건강하게 살아왔는데 제가 왜 이런 병에 걸렸는지 저도 모르겠어요."

"하나님이 그동안 너무 일 많이 해서 쉬라고 주시는 병인가보다. 다 잘 될 거야!"

정말 그럴까? 괜히 위로하려고 둘러 대는 말은 아닐까? 썩 마음에 드는 유쾌한 말은 아니지만 달리 거부할 뜻은 없고, 나도 그냥 그렇게 믿고 싶었다.

다음날 아침 친정 아버지가 카톡으로 문자를 보내 주셨다.

'샬롬! 고난당한 것이 유익이라 이로 인하여 주의 율례를 배웠노라. 하나님이 혜경이를 너무 사랑해서 이번에 큰 그릇으로 사용하기 위하여 주신 고난인 줄 알고 감사하게 받아드려라! 요셉, 욥과 같은 좋은 결실이 있을 줄 믿는다. 믿는 자에게 능치 못할 일이 없

노라! 할렐루야!! 사랑하는 아빠가~ ♡♡♡'

  칠순이 넘은 아버지가 하트 뿅뿅 이모티콘까지 넣으시고, 그 모습이 그려지니 너무 우습고 고마워서 문자를 받고 나서 또 그렇게 울었다.

  주변 사람들의 반응은 그러했다. '아니 니가 왜?' 저렇게 잘 먹고, 잘 웃는 니가 암에 걸리다니? 의아한 표정이었다. 나 역시 그랬다. '왜 하필 나지? 나같이 쿨하게 사는 인생도 없는데…….' 돌아보니 그건 나의 착각이고 오만이었다. 무척 소탈하고 당찬 것 같지만 작은 말 한마디에 예민하고, 혼자 전전긍긍할 때가 많았다. 인정하기 싫은 내 안에 내 모습이 '암'이란 커다란 빙산으로 두둥 떠올랐다. 내 속내가 다 들통 나는 것 같아 속상했다.

마, 니 생긴대로 살아 뿌라!

　사람들은 대개 사회가 요구하는 가면을 쓰고 산다. 융이 말한 자아의 일종인 페르소나(Persona)는 사회생활에서 필요한 부분이기도 하다. 누구나 자기역할에 따른 자기가면을 쓰고 살아간다. 그러나 실체와 가면과의 간격이 크면 클수록 정신적인 위험 수위에 다다른다. 내가 보는 내가 나인지, 남에게 보여 지는 내가 나인지, 어느 것이 진짜 내 참 모습인지 혼동이 오게 된다. 사모라는 위치도 예외는 아니다.

　흔히 성도 100명이면 100명의 시어머니를 두고 산다는 말이 있다. 여러 다양한 성도들의 요구에 맞는 사모의 위치를 감당하다 보면 어느새 진짜 내 모습을 잃어버린다. 옷을 잘 입어도 탈, 너무 못 입어도 탈, 너무 교회 일을 열심히 해도 탈, 너무 안 해도 탈! 성도들의 도마 위에 오르기 딱 좋은 위치이다. 한 가지 재미있는 예화가 있다.

두레교회로 유명한 김진홍목사님의 아내 되신 사모님의 이야기이다. 목사님께서 농촌에서 목회를 시작하셨을 때의 일이다. 젊은 시절 사모님은 그래도 여성으로써 잘 꾸미고 싶었는지 이런 저런 액세서리를 즐겨하셨다. 이를 본 성도들이 한마디씩 했다.

"아니 무슨 농촌에서 저런 걸 하고 다녀? 흉측하게... 옷을 저렇게 잘 입고 다니면 어떡하는 거야!" 이 이야기를 들은 김진홍목사님께서 아내에게 한마디 하셨다.

"보소 보소. 여는 농촌이니 옷도 좀 대충입고 너무 그라지 마소. 정 귀걸이 하고 싶으면 밤에 잘 때 하이소!"

그 이야기를 전해들은 사모님은 다음날부터 수수하게 차려입기 시작했다. 그러던 어느 날 또 성도들이 한마디 한다.

"아니, 우리 사모님은 품위도 없나? 우리 목사님이 얼마나 유명한데, 전국에서 사람들이 다 찾아오는데 저렇게 꾸질꾸질하게 해서 우째! 분위기 파악을 몰라"

성도들의 이야기를 들은 목사님이 다시 사모님에게 한마디 했다.

"아, 안되겠다. 이캐도 안되고 저캐도 안되고....... 보소 보소, 마, 니 생긴 대로 살아 뿌라!"

그리고 성도들에게도 한 말씀 하셨다고 했다.

"보소 보소. 우리 사모 내가 델꼬 살아보니 이만하면 괜찮더라!"
'마, 니 생긴 대로 살아 뿌라' 언젠가 사모세미나에서 들은 그 한 마디가 오랫동안 내 가슴에 울렸다. 그래 내 생긴 대로 살아 뿌자. 그래도 말이 그렇지, 쉽지가 않다. 셋 만 모이면 누군가를 올려놓고 요리 조리 요리하기 좋아하는 우리나라 사람들, 교회라고 예외는 아니다. 죄인들의 모임인 교회는 어쩌면 그 성향이 더욱 극대화된다. 대부분 교우들은 여성도가 아닌가? 더구나 사모는 정말 요리하기 딱 좋은 위치다. 멀찍이서 바라보는 목사님은 다들 근사하다. 깔끔하게 매주 양복을 차려입고 저런 말씀을 전하는 남편 옆의 그녀는 얼마나 행복할까? 함께 사는 자신의 남편과 비교하며, 질투와 시샘을 한 몸에 받기도 한다.

그럴 때 우리 사모님들이 다들 하시는 말씀

"대신 함 살아 보세요." 다들 남의 떡이 좋고 커 보인다. 목회자의 삶이 일반 평신도와 다른 대개 가족 중심적이고 말씀 안에 거하는 건 사실이지만, 일반 평신도가 겪지 않는 또 다른 고민과 갈등은 언제나 존재한다. 아니 오히려 두꺼운 목회자의 페르소나 때문에 더 큰 위험이 도사리기도 한다.

우리 성도님들이나 주변 지인들은 나를 험담하기보다 칭찬을 더 많이 해 주셨다. 물론 이것도 나의 착각일지도 모르지만……. 간혹 연세 드신 할머니 권사님이 살짝이 말씀해 주신다. "그래도 목사님께는 불만 있어 가끔 궁시렁 거려도 다들 사모님은 칭찬해요. 저도 우리 사모님이 참 좋아요." 뭐 그리 예쁜 구석만 있을까마는 그래도 어여삐 여기신다는 할머니 권사님 말씀이 참 위로되고 감사했다. 그래도 가끔 들려오는 유언비어는 모든 걸 다 때려치우고 그냥 사람 없는 무인도에서 살고 싶다는 생각을 하게 했다.

아무도 눈치 주지 않아도 스스로 눈칫밥을 먹으며 사는 사모. 더구나 개척교회 사모는 오는 성도님 한 분이라도 더 잘 섬겨야 한다는 노이로제에 걸리기 십상이다. 성도가 얼마 안 되니 혹 상처 받고 그 있던 성도마저 떠나 갈까봐 노심초사한다. 조금 짧은 스커트를 입을 때도 '이거 사모가 이렇게 짧은 치마 입어도 되나?' 빨간 립스틱을 바르면서도 '이거 너무 튀는 거 아니야?'

내가 원하는 내 모습보다, 남이 보는 나, 가면인생을 살다보면 일반 여성들보다 우울증이나 감춰진 분노 에너지도 많다. 그런 비참한 사모로 내 인생을 살기 싫다고, 누구보다 나는 내 존재감을 있는 그대로 편하게 드러내며 쿨하게 살아왔다고 생각했다. '암!' 이란 진단 앞에 '나도 참 별 수 없구나!' 무력해지는 나를 발견했다.

　수술을 앞두고 수시로 기도했다. 역시 가장 약할 때 더욱 의지하게 되는 것은 신앙이다. 사모니까 기도하겠지! 당연하다. 하지만 사모라고 늘 성령 충만한 것도 아니요, 기도가 잘 되는 것도 아니다. 기도할 힘도 주님이 주셔야 한다. 그런데 묘한 것은 언제나 인생이 잘 나가고 편안할 때 신앙이 자라는 것이 아니다. 고난과 역경 가운데 주님을 더 깊게 만나게 된다. 그래서 흔히들 고난이 축복의 통로라고 한다. 고난이 좋아서 축복의 통로가 아니라 그 고난을 통해 한 사람의 모난 모습들이 다듬어지고 성장하기 때문이다. 그러나 누구나 그렇게 되는 것은 아니다. 겸허히 고난을 인정하고 자기를 돌아보며 하나님께 나아가는 자가 그러하다. 그 고난 속에서 이전에 보지 못했던 관점과 삶의 지혜가 생기고, 무엇보다 주님을 더욱 크게 의지하는 믿음이 생기게 된다. 더욱 담대해지고 내가 성장하는 것을 느낀다.

　돌아보면 짧은 내 인생 여정 가운데서도 쑥쑥 믿음이 자라게 되고, 결국은 사모라는 위치까지 감당하도록 하나님이 간섭하신 때는 언제나 힘들고 괴로운 고통의 순간이었다. 믿음의 성장점은 언제나 역경 속에 있다.

　암 진단 받은 후 홀로 조용히 기도하면 여러 가지 생각들이 들었다. '내가 어쩌다가…' 자기연민에 빠지기도 하고, 'Why me?' 세상이 불공평한 듯 억울하고 분노가 차오르기도 했다. 그런데 기도 중 나도 인정하고 싶지 않았던 내 모습이 떠올랐다.

　어느 개척교회 사모님이 암에 걸렸더라. 어떤 사모님은 무슨 병에 걸렸더라. 심심찮게 듣는 이야기다. 그럴 때마다 몹시 마음이 아팠다. 하지만 동시에 내 안에 드는 생각은

　'왜, 저러고 사시지? 그냥 당당하게 자기표현도 하고, 그만 눈치 보고, 하고 싶은 일도 하고 인생을 즐기며 사시지, 어쩌다가… 쯧쯧쯧… 나는 죽어도 저런 사모는 안 될 거야! 안됐긴 하지만 그것도 다 자업자득이야.' 그랬다. 겉으로는 그냥 늘 웃고 인상 좋다, 성격 참 좋다, 소탈하고 활달한 듯 보였지만 내 안에는 온갖 오만과 판단, 정죄로 가득한 교만한 사모였다. 기도하는 내내 하염없이 눈물이 흘렀다.

　몇 년 전 암으로 돌아가셨다는 이웃교회 선배 사모님 얼굴도 떠

올랐다. 늘 힘없이 주눅 들어 계시는 그분 모습을 보며 한없는 연민보다 '나는 저렇게는 안 살아야지, 왜 저런 사모로 살까?' 나도 모르게 그분을 정죄했다. 하나님이 기도할 때마다 자꾸 보여주셔서 회개기도를 했다.

"하나님, 정말 죄송해요. 같은 동료 사모님들을 제가 더 많이 사랑하고 품지 못했어요. 힘들고 아픈 사모님들 위로해 주는 척 했지, 사실은 한없이 정죄하고 비판했어요. 정말 잘 못 했어요. 용서해 주세요."

내 인생 9.11 테러

암에 걸렸다는 이유만으로 아주 편안한 추석연휴를 보냈다. 평소 명절 증후군도 별로 없는 편이지만 더더욱 이번 연휴는 편히 쉬었다. 어쩌다가 며느리가 대접받는 명절이 되었다. 우리 시어머니는 계속 나를 위로하시면서도 더 속상해 하신다. 맏아들 낳자마자 서원 기도하여 목사 아들로 만들어 놓고 평생 기도로 사시는 우리 어머니! 도리어 그 어머니께 내 할 일을 제대로 못한 듯 죄송한 맘이 앞섰다. 더구나 아버님 먼저 떠나보내고, 싱글맘으로 오랜 기간 홀로 삼남매를 키우시고 마음 고생하신 우리 어머니가 아닌가?

추석 연휴가 끝난 바로 다음날 명지병원으로 입원했다. 주변에서는 암센터도 가 보라, 서울로 더 큰 병원 가야하지 않느냐 우려의 목소리도 컸다. 하지만 나는 집과 가까운 병원이 좋았고, 그냥 마음이 편했다. 왠지 내 안의 암 덩어리가 하루가 다르게 쑥쑥 자라는 것 같았다. 정말이지 매일매일 만져보면 그 덩어리가 자꾸만 커지는 듯 했다. 도리어 여러 곳 전전긍긍 다니다가 치료시기를 놓칠 까 염려되었다. 첫날 조직검사를 시작으로 곧바로 수술 날짜까지 잡고, 모든 것이 일사천리로 진행되었다.

'이 땅에서 아직 내가 해야 할 일들이 있긴 있나보다. 이렇게 하나님이 검사부터 수술까지 초스피드로 진행하시는 걸 보니……..'
수술을 위해 입원하면서 내심 두렵기도 했지만 감사했다.

입원당일, 놀라운 광경이 벌어졌다. 여고동창 친구들이 전국각지에서 병실로 몰려들었다. 명절 바로 끝나고 차표 구하기도 힘들었을 텐데, 더구나 명절 연휴 바로 다음날이라 다들 녹초가 되었을 텐데…….. 암 수술한다는 사실보다 좋아하는 친구들이 다들 한걸음에 와 주니, 마치 여고시절로 돌아간 듯 고맙고 즐거웠다. 병실이 여고 동창회 분위기였다.

친구들이 안아주는 따스한 품은 정말 좋았다. 그때 알았다. 누군가의 아픔에 여러 마디의 말보다 한 번의 진심어린 따스한 안아줌이 얼마나 큰 위로와 힘이 되는 지…….

대구에서 어렵게 차표를 구해 올라온 친구 숙희! 여고 2학년 때 교통사고로 엄마를 떠나 보낸 후 잠시 사춘기 방황으로 힘들어 할 때, 그 빈자리에 숙희가 나를 주님께로 인도했다. 숙희도 나랑 같은 사모의 길을 걷는 친구다. 숙희는 학창시절부터 워낙 손재주가 뛰어났다. 이날 내게 손수 만든 북아트 수첩 한 권을 내밀었다.

'혜경아, 수술 잘 하고 마음에 차는 많은 생각들을 아름답게 잘 정리하길 바래. 선물할 수 있어 나도 기쁘당. 사랑해. 수키' 다이어리 안 첫 페이지에 글을 남겼다. 투병생활 동안 쓰고 싶은 글 맘껏 쓰라며 불쑥 내민 한 권의 예쁜 일기장, 친구의 사랑과 정성에 눈물 나게 고마웠다. 친구의 말대로 그 다이어리는 항암치료 긴 여정동안 나의 동반자이자 소중한 친구가 되었다. 치료일지도 적고, 무슨 약을 먹는 지 몸에 어떤 반응이 오는 지도 적었다. 오락가락하는 내 심란한 마음의 모습도 그대로 적었다. 시가 떠오르면 끄적거리기도 하고, 속상하고 울고 싶을 때는 그 마음 그대로 일기장에 맘껏 풀어 헤쳤다. 내 상황에 꼭 맞는 감동적이고 예쁜 선물이었다.

친구들이 다 떠나고, 마음이 금세 콩닥콩닥 뛰었다. 병원생활이 영 낯설다. 내 인생 통틀어 두 아이 낳느라 잠깐 병원에 입원한 것이 전부다. 그것도 자연분만으로 순풍 낳았다. 늘 건강 하나는 누구보다 자부하고 살았는데 환자복을 입혀놓고 보니 영락없이 환자다. 그것도 암 환자!

다음날 새벽 9월 11일. 내 인생 9.11 테러가 일어난 날! 맹장수술 한번 해 본 적도 없는 내가 수술실로 가기 위해 새하얀 시트 위로 옮겨 타는 데 더럭 겁이 났다. 그 순간 그동안 여러 다양한 질병으로 수술하시고 고생하신 성도님들의 얼굴이 스쳐지나갔다.

개척교회 설립 이후 지난 수 년 간 수없이 병원을 들락날락했다. 참 많은 성도님들을 찾아가 병원심방을 했다. 들어도 잘 이해가 안 되는, 이런 저런 크고 작은 병들로 고통당하는 성도님들 앞에 그저 동정어린 눈빛을 던지며 손잡고 기도해 주는 것으로 내 할 일을 다 했다 생각했다.

'아, 수술 직전, 이런 느낌이었겠구나! 얼마나 두려우셨을까? 얼마나 외로우셨을까? 얼마나 서러웠을까?' 사람은 아파봐야 그 사람의 심정을 안다고 했던가? 지금의 아픔이 또 다른 누군가를 더 많이 이해하고 공감하는 아픔이 되기를 살며시 기도드렸다.

확률 5%의 일

마취주사 맞고 스르르 잠들었다 깨어나니 수술이 끝났단다. 거참, 누가 마취제를 개발했는지 참 고맙다. 잘못 전신마취해서 영영 못 깨어나면 어떡하나 괜한 걱정도 했다. 눈만 뜨고 일어나니 수술 끝!

'아, 살았다.' 살며시 안도감이 몰려왔다. 수술 전 의사선생님께서 종양 크기가 그리 크지 않으면 굳이 힘든 항암치료는 안 해도 된다고 하셨다. 아, 그 희망의 말 한마디! 꼭 붙잡고 싶었다. TV에서 보던 머리가 다 빠지고, 눈은 퀭한 그런 모습은 정말 아니길 바라면서…….

'워낙 주변에서 기도를 많이 해 주시니 아마 간단한 수술로 끝날 지도 몰라.' 우리는 종종 하나님 생각이 사람의 생각과 다르다는 걸 알면서도 우리 편한 대로, 우리가 원하는 대로 미리 정해놓고 내 기도 들어 달라고 떼를 쓴다. 주변에서는 다 잘 될 거라고, 수술만 해도 될 것 같다고 위로의 말씀을 해 주시지만 내 내면에는 왠지 차례차례 항암의 코스를 다 밟게 하실 것 같은 예감이 들었다. 그런 직감은 틀리면 좋으련만 불길한 예감은 왜 꼭 들어맞는 것인지…….

수술 후 퇴원하고 며칠 뒤 다시금 병원을 찾았다. 구체적인 수술결과도 듣고 향후 치료과정을 듣기 위해서였다. 그런데 그곳에서 뜻하지 않는 소식을 전하셨다.

"수술은 잘 되었습니다. 3.7cm 정도 크기의 암이고 예상했던 대로 암 2기입니다. 다행히 겨드랑이쪽 림프 전이는 없습니다. 그런데 수술을 한 번 더 해야 할 것 같습니다. 유두 쪽으로 뻗어나간 유관을 타고 암 세포가 한 두 개가 더 보입니다."

'수술할 때 몽땅 암세포를 떼 내어야지 뭐가 잘 못 되었다는 거야?'

유두 쪽 절제면이 수술 중 냉동검사에서는 음성이었지만, 수술 후 최종 정밀검사 결과가 양성으로 나왔기 때문에 추가 수술이 필요하다고 하셨다. 추가 수술은 드물게 있는 일이었다. 그 드물게 있는 일이 내게 일어났다는 것에 당황스러웠다. 교수님이 열심히 설명해 주셨는데 그저 한 번 더 수술해야 한다는 말에만 더럭 겁이 났다.

"아, 그런가요. 선생님. 네 알겠습니다. 다음 수술은 깨끗이 잘 되도록 부탁드립니다."

교수님도 함께 안타까워하는 맘으로 추가 수술 날짜를 잡아 주셨다. 예상지 못했던 뜻밖의 소식을 접하고 진료실을 나섰다. '내 속에 숨어있는 암 위치가 참 좋지 않구나! 암이란 놈이 참 끈질기다' 생각하며 잔뜩 움츠린 내게,

"전이 되지 않은 것만으로도 감사해요. 다음 수술 잘 받도록 마음 편히 갖고, 체력 보충하러 갑시다."

추가 수술이라는 말에 다리가 후덜거렸지만, 위로해 주는 남편이 옆에 있다는 것이 큰 힘이 되었다. 수술과 이후 항암치료 내내 매 차수 때마다 퇴원할 때 남편이 먹고 싶은 건 뭐든지 사 준다고 미리 먹고 싶은 종목을 생각해 놓으라고 했다. 덕분에 임신 때도 못 누렸던 호사를 누리기도 했다.

이날도 내가 좋아하는 아구찜을 사 주며 함께 파이팅을 외쳤다. 그래도 또다시 수술대에 누울 생각에 어디로 먹고 들어가는 지 알 수가 없었다.

추가 수술에도 담담한 우리와 달리 오히려 난리가 난 곳은 친정 식구들이었다. 무슨 수술을 또 하느냐고, 자초지종 들어볼 생각은

안 하시고 당장 병원을 옮기라고 하셨다. 시댁 식구들도 마찬가지였다. 우리 아가씨도 더 큰 병원으로 옮기자고 했다. 안 그래도 그냥 집근처 병원에서 수술하는 딸이 영~ 마음에 걸리셨는데 한 번 더 수술해야 한다니 벌집을 쑤신 셈이다. 주변 성도님들도 마찬가지였다.

"사모님! 아이고, 이를 어쩌나… 하나님도 무심하시지"

다들 나를 염려하고 걱정되어서 하시는 말씀인 줄 알면서도 그냥 모든 것이 화가 나고 귀찮았다. 나보다 더 흥분하고 속상해 하시는 모습이 고마우면서도 한편으로는 짜증이 났다.

'괜히 왜 하나님은 거들먹거리는 거야? 이제라도 발견해서 깨끗하게 하면 되지, 왜 이렇게 마음 심란하게 하시지… 그냥 날 좀 내버려둬!' 나도 한참 예민한 때라 걱정해 주시는 말씀 하나도 그냥 편하게 들리지 않았다.

"여보, 이왕 시작한 치료, 여기 의사 선생님 믿고 끝까지 가 볼래요. 이곳저곳 옮겨 다니는 것도 피곤하고 귀찮아요. 다른 곳으로 전이 안 되었다니 천만다행이고, 내 암 위치가 그런 걸 어떻게 해요? 이번엔 깨끗하게 다 정리되도록 당신이 기도 많이 해 주세요."

남편도 충분히 내 이야기를 들어주고, 이제라도 추가 수술 받을 수 있어 더 깨끗해 질 수 있다면 그게 더 불행 중 다행이라고 위로했다. 무섭고 두려울 때마다 함께 병원 가 주고, 내 이야기를 들어주는 내 반쪽이 있다는 것이 치료 내내 참 감사했다.

그렇게 첫 수술 후 열흘 만에 두 번째 수술대 위에 누웠다. 병원에서도 좀처럼 일어나지 않는 확률 5% 내외의 일이라고 했다. 그 5% 안 되는 확률이 왜 내게 일어났는지 이해할 수 없었다. 그러나 그것조차 주님의 선한 뜻이 숨어 있으리라는 막연한 생각이 들었다. 주변의 원망 속에서도 알 수 없는 감사가 도리어 내 안에 퍼졌다. 아니 다 회개했다고 생각했던, 여전히 감춰 두었던 죄악의 덩어리가 내 안에 숨어 있는 게 아닐까? 철저히 끄집어내라고 하시는 주님의 음성처럼 다가오기도 했다. 그것은 마음 깊은 곳에 꽁꽁 숨겨둔 누군가를 미워하고 용서하지 못한 내 마음이기도 했다.

내 사랑 꼭지야, 잘 가!

두 번째 수술이 시작되었다. 이미 경험했으니 더 편할 줄 알았지만, 경험이 많아진다고 편해지는 건 결코 아니었다. 첫 번째 수술만큼이나 시간도 오래 걸렸고, 더 치명적인 흔적이 내 가슴에 남았다. 회복실에서 침대를 이끌며 내 병실로 오는 도중, 누군가 내 머리 맡에서 툭 한마디 하는 소리가 들렸다.

"유선을 타고 간 암세포가 유두까지 번졌대. 할 수 없이 유두 전체를 제거했대." 아직 마취가 덜 깨어 몽롱했지만 똑똑히 들렸다.

'남아있는 유관에 미비한 암 세포 하나, 둘 정도 더 제거하면 되는 간단한 수술이라더니, 뭐 유두를 다 잘랐다고? 이건 꿈 일거야. 뭔가 잘 못 알고 있겠지?' 마취가 덜 깨어 그야말로 비몽사몽이었지만 뭔가 침대에서 벌떡 일어나 따져 묻고 싶었다. 목의 마취가 덜 풀린 것인지 입 밖으로 아무 말도 할 수 없었고, 손가락 하나 까딱할 힘조차 없었다. 운송침대에 누운 채 가늘고 긴 눈물이 내 눈가를 타고 흘러 내려 귀를 지나 내 머리맡에 한 방울 두 방울 쌓였다. 눈물만 나면 좋으련만 하필 콧물은 왜 동시에 솟구치는 지....... 수술실에서 병실로 오는 동선이 참 길게 느껴졌다. 내 마음의 아득한 길이만큼이나.

 수술 후 푸석해진 얼굴에 콧물까지 범벅되었다. 두 눈은 꼬옥 감았지만, 엘리베이터나 복도에 지나가는 사람들이 다 나를 쳐다보는 듯했다. 막상 내 병실에 돌아와서는 따져 물을 틈도 없이 깊은 잠에 빠져들었다.

 전신마취를 열흘 간격으로 두 번이나 하다 보니 마취제를 삽입하는 도중 목에 무리가 되었다. 깨어나 보니 첫 번째 수술 때보다 몇 배나 더 아팠다. 마취가 잘 안 되어서 애 먹었다고 하셨다. 나도 내 기억에 처음 수술은 스르르 잠들었는데, 두 번째 수술은 오랫동안 뒤척인 느낌이다. 수술 중 내 유두 쪽으로 뻗어간 암 부위가 잘라 내어도 계속 양성 반응을 보였다고 했다. 결국 수술실 밖에서 노심초사 기다리고 있는 친정 엄마께 상황을 설명하셨다. 결국 안전한 암 제거를 위해 내 유두까지 잘랐다고 했다.

 가슴은 흰 압박 가슴붕대로 감고 있으니 속을 알 수 없으나 텅 빈 가슴처럼 허망함이 몰려왔다. 예전에는 의료 기술이 발달하지 않아 대개 유방암 환자들은 암 몇 기냐에 상관없이 유방 전절제 수술을 했다. 유방 전체를 도려내는 수술을 말한다. 최근에는 유방을 보존하고 싶어하는 여성들의 심리와 의료기술의 발달로 유방 부분절제술이 대부분이다. 암세포가 있는 부분만 절제하고 거의 유방형태를 보존하는 부분절제술이 주를 이룬다.

나중에 방사선 치료하며 같이 입원생활 했던 환우들이 자신들의 몸을 보여 준 적이 있다. 어머나, 어떻게 민망하게! 그럴 수도 있지만 여자들은 내가 생각해도 좀 특이한데가 있다. 조금만 친해지면 어떤 부분은 겉과 속도 없이 다 보여줄 정도다. 같은 환우들끼리 재미있는 일이 많았다. 몇몇 환우들이 자기 수술 부위를 보여준 적이 있었다. 정말 감쪽같이 몰라볼 정도였다. 차마 나는 보여줄 수 없었다.

다른 환우들에 비해 내 수술 자국은 너무 컸다. 아니 흉터라고 해야 하나. 흉한 상처, 그야말로 흉터다. 일차 수술 때만 해도 굳이 복원수술이 필요할 정도는 아니었는데 이차 수술 후엔 그야말로 민둥산이 되었다. 게다가 사랑스런 내 유두가 사라진 자리에 길게 늘어진 지네 한 마리가 지나 간 듯한 흉측한 모습이라니.

그저 간단한 수술이라더니 이렇게 순간 흉한 가슴을 만들다니,

무척 속상했다. 여성에게 유방이란 단순히 모유 먹이는 젖가슴 이상의 기능을 한다. 여성성의 대표적인 상징적인 의미를 지니기 때문이다. 탐스럽고 예쁜 가슴은 모든 여성들의 욕망이기도 하다. 아니 오히려 남성들의 로망이라고 해야 하나?

겉은 선머슴처럼 털털했지만 마음만은 곧잘 작은 것에 감동했다. 중고등학교 시절 등하교 길에 손바닥 안에 쏘옥 드는 작은 시집을 늘 갖고 다녔다. 유치환님의 〈행복〉 중 '사랑하는 것은 사랑을 받느니 보다 행복하니라. 사랑하였으므로 나는 진정 행복하였네라.' 윤동주님의 '별 하나에 추억과, 별 하나에 사랑과, 별 하나에 쓸쓸함과, 별 하나에 동경과, 별 하나에 시와, 별 하나에 어머니, 어머니...' 누가 뭐라 하지 않는 데도 순서 틀리까봐 조마조마하며 외우던 기억도 난다. 김춘수님의 〈꽃〉 중 '내가 그의 이름을 불러 준 것처럼 나의 이 빛깔과 향기에 알맞은 누가 나의 이름을 불러다오. 그에게로 가서 나도 그의 꽃이 되고 싶다. 우리들은 모두 무엇이 되고 싶다. 너는 나에게, 나는 너에게 잊혀지지 않는 하나의 눈짓이 되고 싶다.' 우리나라 시인 뿐 아니라 에밀리 디킨스, 릴케, 윌리엄 버틀러 예이츠 등 외국 시인들의 주옥같은 아름다운 시구도 종종 외우며 혼자 가슴 설레었다.

나도 곧 누군가를 만나 일생일대의 멋진 사랑을 할 것만 같았다. 친구들과 수다 떠는 것도 좋아했지만, 조용히 혼자 책 읽는 것도 좋아했다. 바람과 나무에게 말 걸기도 좋아하며, 빨강머리 앤처럼 자연과도 곧잘 친구하는, 늘 덜렁대고 건망증도 심했지만 털털이 문학소녀였다.

늘 주변에 친구도 많고, 유쾌하고 활달한 성격이었지만 내 삶을 오랫동안 지배한 것이 있었으니 바로 가슴에 대한 콤플렉스였다. 어쩌다 학창시절 미용실 갔다 펼쳐 든 여성 잡지책에 속옷 광고로 나온 터질 듯 봉긋하고 예쁜 가슴은 같은 여자가 봐도 가슴이 콩닥거리고 얼굴이 빨개졌다. 대개 여성들은 두 부류도 나뉜다. 자기 가슴이 작다고 투덜대던지 크다고 투덜대던지 둘 중 하나이다. 내 가슴이 딱 좋아! 하고 만족하는 여성들을 잘 만나보지 못했다.

어릴 적 줄곧 함께 자란 여동생과 나는 달라도 너무 달랐다. 깡마른 체격에 천방지축 선머슴처럼 멀대 같이 삐죽이 큰 나와 화장하기 좋아하고 몸매 관리에도 유독 관심이 많았던, 커다란 두 눈에 봉긋한 가슴을 가진 여동생! 같이 목욕탕 가면 확연히 대비되는 몸매에 더욱 짜증이 났다.

"아니, 같은 엄마 아빠 종자로 태어났는데 니캉 내캉 어쩜 이리 다르게 만드셨노, 억수로 짜증난데이. 니 가슴이랑 내 가슴이랑 마 바꿔뿌자!"

"언니 니는 가슴 큰 사람 고민 모르제. 뛸 때마다 출렁거리고, 사람이 영~ 무식해 보인데이. 옷 고르기도 힘들고, 옷 맵시도 안 난다. 나도 누가 좀 떼 갔으면 좋겠다."

"옴마, 나는 섹시해 보이기만 한데... 무식해 보여도 좋으니 난 가슴 한번 커 봤으면 좋겠다"

우린 곧잘 늦은 밤까지도 시시닥거리며 자신의 가슴을 신랄하게 비판하고, 상대를 마냥 부러워했다. 내 안의 사춘기 소녀 적부터 키워놓은 오랜 콤플렉스가 수술 후 다시금 꿈틀거렸다. 작지만 소중한 내 가슴이, 유두까지 전부 사라지다니, 그것도 아무런 예고도 없이! 대신 흉측한 지네 한마리를 인두로 지져 놓은 듯 내 가슴에 벽화처럼 걸려 있었다. 그것도 내 마흔 네 번째 생일을 바로 며칠 앞두고.......

불행일까?
행운일까?

이차 수술 후 3주가 지날 무렵, 수술 부위도 차츰 아물기 시작했다. 1cm 미만의 암은 간단한 수술로 끝내고 굳이 약물 항암 치료를 하지 않아도 된다. 그러나 그 이상 되는 암은 차후의 전이나 재발 방지를 위해 항암치료를 해야 한다. 내 경우 3.7cm 정도의 크기라 항암치료를 해야 한다고 하셨다.

첫 수술 후 진료 갔다가 한 번 더 수술해야 한다는 말을 들었을 때 불쑥 의사선생님께 했던 말이 생각난다.

"교수님, 저처럼 잘 웃고 잘 먹고, 성격도 아주 나쁘지는 않은데… 왜 암에 걸리는 걸까요?" 갑작스런 질문에 교수님이 웃으시며 말씀하셨다.

"아, 그러게 말이예요. 에고 참… 그래도 사모님은 '점액질암'인데 여러 유방암 종류 중에도 예후가 좋은 편이예요. 주변에 끈적끈적한 점액질이 둘러싸고 있어서 그나마 암이 퍼지는 것을 막은 거예요."

불쑥 내미는 질문에도 여유있게 환자를 위로해 주시며 따뜻하게 말씀해 주시는 교수님이 고마웠다. 추가 수술로 조금은 울적해진 내게 더 용기 주시려고 마음 써 주심이 느껴졌다. 추가 수술하는 과정에서 친정엄마가 시골에서 올라오셔서 말 잘 못하는 나 대신 주치의 선생님과 레지던트 선생님들께 이런저런 하소연을 하셨다.

여고 2학년 갑작스런 사고로 엄마가 돌아가신 후 얼마 있지 않아 아버지는 재혼을 하셨다. 읍내에서 수의사를 하셨던 울 아버지! 나름 시골에서는 소문난 알부자였고, 40대 후반의 능력이 많은 아버지라 금세 새장가를 가셨다. 그로 인해 내 사춘기 시절 나름 마음앓이도 많았다. 새엄마는 우리집에 와서 예쁜 막내 여동생도 낳아주시고, 이제는 그 막내가 어느새 훌쩍 자라 한의사가 되었다. 막내도 직장생활 하느라 고향을 떠났지만, 아버지랑 알콩달콩 잘 살고 계시니 참 고마운 새엄마다. 수술 하는 내내 엄마가 간병인으로 내 곁을 지켜 주셨다.

"우리 사위랑 딸이 목사, 사모라 그냥 넘어갔지, 만약 다른 사람들 같으면 가만 안 있었을 거예요." 엄마가 나 대신 흥분하며 간호

사실에서 큰소리 내는 바람에 병원에서는 내가 사모라는 것이 다 소문났다. 그 이후 나는 일명 '사모님' VIP고객이 되었다.

　평소 내 성격과 달리 깐깐하고 완벽한 스타일의 엄마가 부담스러웠다. 그러나 나 대신 요목조목 따져주는 엄마가 옆에 있으니 든든하고 좋았다. 누군가 나 대신 싸워준다는 것이 이리 안도감을 줄 지 몰랐다. 뭐 그리 대단하게 큰 소리 내며 싸운 건 아니지만, 누군가 내 편이 되어주는 느낌이 참 좋았다. 내 목소리를 낼 힘이 없을 때는 더욱.

　부당한 일에는 따지기도 하고 목소리를 내야 한다. 하지만 오랫동안 사모란 옷을 입으면서 내 목소리를 낸다는 것조차 조바심 나고, '좋은 게 좋은 거야' '나 하나 참으면 되지 뭐' '하나님이 다 아실 텐데~' 그렇게 나도 모르게 순응하고 체념하는 습관이 생겼다. 참을성도 별로 없으면서 참는 척하다 내 안에 병을 키웠는지도 모르겠다.

　명지병원에서는 일 년에 두 차례 신년과 7월에 목회자 조찬기도회가 열린다. 지역사회를 위해 여러 모양으로 봉사도 많이 하는 병원이다. 지역의 목회자들을 초대하여 병원을 위해 기도부탁도 하고, 기독 헬스리더와 서포터즈라는 직임을 통해 지역사회와 소통하기 위해 노력하는 병원이기도 했다. 목회자들과 미리 등록된 교회의 성도들에게는 일부 치료비 할인제도도 운영하고 있었다.

병원을 오가다 알게 된 원목실의 간사님께서 나를 기독 헬스리더로 추천해 주시겠다고 하셨다. 치료비 감면혜택도 있지만 병원 내의 모니터링 역할과 일종의 병원 홍보대사 역할이다. 사모님의 활동영역이면 충분히 헬스리더 자격이 되신다고 하시며 헬스 리더장 되신 분께 나를 추천해 주셨다. 아마도 고양시에서 시민기자 활동한 이력이 있다는 것을 아시고 더 적극적으로 추천해 주신 듯했다.

며칠 뒤 상장 같은 명지병원 헬스리더 위촉장이 집으로 날아왔다. 예쁜 플라스틱 헬스리더 카드와 함께. 더 큰 병원가지 않았다고 주변에서 눈총 아닌 눈총도 받았지만 병원의 따스한 배려도 많이 받았다. 추가수술이란 뜻하지 않은 일도 있었지만, 모든 것이 협력하여 선을 이루게 하시는 하나님의 섭리를 믿었다.

당장 우리는 우리 눈에 보이는 좋은 일만 좋은 일로 생각한다. 지금 불행한 일은 영원히 불행이라 생각할지 모르지만 인생은 그렇지 않다. 지금 좋은 일이 때로는 독이 되기도 하고, 그때는 정말 속상하고 불행한 일이라 생각했던 일이 돌아보면 오히려 더 고마울 때가 있다.

미스시절 연수원 강사 일을 하며 만난 한 백화점의 과장님이 생각난다. 공기 좋은 산 속 호텔에서 열린 모 백화점 '대리·과장 중견간부교육'이었다. 우리 회사는 각 기업체 위탁교육을 맡아 교육을 진행하던 연수기관이었다. 그 교육 과정에 30~40명의 중견간부들이 왔는데 유일하게 여자 과장님이셨다. 지금에야 여성 간부들도 많지만 20여 년 전 그때만 해도 여성 간부를 찾아보기란 힘들었다. 우리 회사에서도 내가 유일한 여강사였으니 자연스레 나랑 같은 방을 쓰게 되었다. 교육생과 진행강사가 같이 방 쓰는 것은 은근 신경 쓰이고 불편한 일이다. 그래도 상황이 상황이니 만큼 어쩔 수 없었다. 비싼 호텔방을 각각 차지하기엔 미안한 상황이었다.

당시 난 20대 중반이었고, 과장님은 30대 중반쯤 되는 듯 했다. 소위 골드 미스로 결혼하지 않은 싱글이었다. 지금 30대는 결혼하지 않아도 당연히 청년인데, 그때는 노처녀란 딱지가 붙기도 할 때였다. 과장님과 첫날 밤, 이런 저런 이야기를 나누다 결국에는 꼴딱 밤을 새 버렸다.

"아니 과장님은 서울 사람인데 왜 이곳 대구까지 오셨어요? 서울에는 백화점이 훨씬 더 많을 텐데요"

톤 굵고 무뚝뚝한 경상도 사투리를 팍팍 쓰는 나와 달리 그 과장님의 나긋나긋한 서울 말씨가 참 듣기 좋았다.

"왜 아니겠어요? 처음엔 나도 당연히 서울에 있는 백화점에 여기저기 원서를 냈지요. 하지만 자꾸 떨어지니 할 수 없다 싶어 이곳 지방까지 오게 됐네요."

어렴풋 기억이 잘 나지 않지만 프랑스 유학까지 다녀오시고 디스플레이 관련 공부를 하셨다. 서울의 수많은 백화점에 여러 군데 원서를 넣었는데 그때마다 다 떨어져서 많이 낙심했다고 하셨다. 그러면서 한마디 더 하셨다.

"그런데 선생님, 얼마 전에 삼풍백화점이 무너졌잖아. 나 거기 원서 제일 많이 보냈는데, 그때 덜커덕 합격됐으면 지금 나 여기 있을 수 없었을 거야. 그때 불행이 지금의 나에게는 행운이지. 어휴, 생각만 해도 끔찍해."

대화가 깊어지고, 점점 편해지니 친동생을 대하 듯 저절로 말투도 편해졌다. 과장님의 이야기를 들으며 나도 가슴이 서늘해졌다.

"하마터면 저도 못 만나고 어떡할 뻔 했어요?" 서로 농담도 주고 받았다.

다음날 우리는 교육생과 피교육생의 관계가 아니라 돈독한 언니, 동생이 되었다. 지방에 아는 사람 하나 없고, 연고도 없는 곳에 오신 그 과장님도 더욱 나를 살갑게 대해 주셨다. 교육 내내 호텔에서 하룻밤 같이 잔 사이 라며 우리끼리 키득거리며 웃기도 했다. 아니 삼박 사일 교육과정이니 삼일 내내 같이 방 쓰고 지내다 보니 더욱 정이 흠뻑 들었다. 교육 후에도 가끔 그 백화점 찾아가면 밥도 사 주시고, 사은품이라며 챙겨두신 선물도 몰래 주시곤 했다.

'이 일은 내게 불행이야' 라는 생각이 들 때마다 20년 전 산업교육 현장에서 만난 그 과장님의 이야기가 생각난다. '삼풍백화점 입사에 떨어진 것이 내 인생 최고의 불행이 아니라 행운이었어.'

'그래, 지금 내가 암에 걸린 것도 어쩌면 내 인생 최고의 불행이 아니라 행운이 될지도 몰라. 더구나 추가수술까지 한 것도 보이지 않은 하나님의 섭리가 있을 거야. 그 바람에 VIP 고객 대접도 받잖아. 게다가 병원 헬스리더도 되고, 학생도 아닌데 이런 근사한 상장도 받고, 할인혜택도 주고, 분명 좋은 일이 있을 거야. 하나님은 내 인생을 망치기로 작성하신 분이 아니잖아. 암 투병을 통해 내게 하실 말씀이 있는 거야. 그래, 끝까지 희망을 잃지 말자! 이왕 시작된 암 투병 끝까지 잘해 보자!'

  두 번씩이나 재수술을 하고, 가슴에는 흉측한 상처가 남았지만, 내 안에는 알 수 없는 희망과 오기가 스멀스멀 피어올랐다.

암세포를 죽이나?
나를 죽이나?

"암 크기로 봐서는 림프절 전이도 의심했어요. 수술할 때 겨드랑이 부분 림프절 몇 군데 떼서 조직검사 해 봤는데 다행히 점액질암이라 전이가 되지 않았어요. 하지만 점액질암 경우 우선 떼어낸 암세포가 2cm 넘기 때문에 항암치료를 해야 합니다."

굳이 힘든 항암치료는 안하고 바로 방사선치료만 하기를 기대했다. 의사 선생님도 수술 전에는 힘든 항암치료는 안하고 방사선만 해도 될지 모른다고 하셨다. 하지만 그 희망은 희망사항일 뿐이었다. 일반 암 환자들이 밟는 정코스를 하나도 빠짐없이 다 밟아야 했다.

주변에서는 안타까워했지만 내 마음 속엔 '이왕 걸린 암, 항암치료란 것이 어떤 건지 제대로 치료 한번 받아보지 뭐! 힘들면 얼마나 힘들겠어?' 오히려 초연한 마음이 들었다. 머리 속에는 이미 TV 드라마에서 본 듯한 민망한 빡빡머리가 생각났다. 순간 내 머리통은 예쁘지도 않은데 더럭 걱정이 되었다. 태어나서 내 머리가 빡빡인 것은 스스로도 본 적도 없으니 생각만 해도 끔찍했다.

"교수님, 저 그런데 머리 안 빠지는 항암치료는 없나요?"

"사모님 경우, 다행히 암 초기라 선택할 수 있어요. 2주 간격 4차 항암주사요법은 약이 아주 독해서 머리카락이 다 빠지고요, 3주 간격 6차 항암주사요법은 머리카락이 많이 빠지지 않아요. 대신 치료기간이 좀 길어지지요."

남편과 나는 서로 눈짓하며 고민할 것도 없다는 듯이 말했다.

"아, 다행이네요. 그럼, 조금 길게 가더라도 머리카락 안 빠지는 항암제로 6차 받을게요."

그렇게 해서 여섯 번의 항암주사가 시작되었다. 그때는 머리카락 안 빠지는 것이 얼마나 큰 복인지 몰랐다. 나중에 치료 중 다른 환우들을 만났을 때 그것이 환자에게 얼마나 심리적으로 큰 위안을 주는지 알게 되었다.

"혜경 씨는 복이야! 우리는 머리카락 다 빠졌는데... 암 1기인 사람도 머리카락 다 빠졌는데, 머리카락만 안 빠져도 난 항암 백 번은 하겠다."

암 1기라도 암 종류에 따라 머리카락이 빠지는 항암제를 사용하는 경우가 허다하게 많았다. 그 힘든 항암치료를 머리카락만 안 빠져도 백번은 더 하겠다고? 과장된 표현이지만 여성에게 있어 특히 머리카락이 몽땅 사라진다는 것은 정말 공포이고 스트레스이다. 치료차 병원을 들락날락하면서 머리카락 안 빠지고 항암치료를 받을 수 있다는 것이 얼마나 감사한 일인지 두고두고 깨닫게 했다. 결국 모든 항암치료 과정을 다 밟게 하시지만 딱 하나, 하나님이 나를 긍휼히 여기사 머리카락은 안 빠지도록 배려하셨다고 생각했다. 하나님은 내가 어떤 사람인지 잘 알고 계시니까, 사진 찍기 좋아하고 돌아다니기 좋아하는 내게 그 고통과 불편에서 살짝 제외시켜주셨다는 것이 감사하기만 했다.

다른 환우들처럼 내 머리가 민둥산이 되었다면 난 또 어땠을까? 나의 염려에,

"혜경이 너는 머리카락 한 올 없어도 온갖 가발 다 쓰고 패션쇼 벌리며 사진 찍어 SNS에 올렸을 거야"

한 친구가 그랬다. 과연 그랬을까? 아니면 급 우울해져서 지금처럼 밝고 유쾌한 투병생활을 못하지는 않았을까? 반대되는 경우를 상상해 보는 것이 쉽지 않았다. 결론은 머리카락이 다 빠지는 일은 내게 일어나지 않았고, 나는 그것을 불행 중 다행으로 생각

했다. 주변의 환우들도 가장 겉모습이 멀쩡한 나를 부러워하며,

"혜경 씨는 사모님이라 하나님이 봐 주셨나봐. 아무튼 그거 엄청 큰 축복이야."

그렇게 이야기 해 주는 환우들이 많았다. 여느 환자들이 매일 불편하게 가발 쓰고 얼마나 머리 자랐는지 확인해 볼 때 괜스레 미안하고 안쓰럽기도 했다.

항암화학요법은 몸 전체의 암 세포를 죽이려다 보니 멀쩡히 잘 자라는 다른 정상세포들까지도 항암제의 영향을 받는다. 독한 항암제를 맞다보면 머리카락이 확 다 빠지기도 하고, 손톱, 발톱 색깔이 거무스름하게 변하기도 한다. 일반적인 항암의 부작용으로는 오심, 구토, 탈모, 식욕부진, 설사나 변비 등이 있다.

그중 오심과 구토는 가장 흔하게 나타나는 부작용인데, 나도 가장 힘들어했던 부분이다. 항암제는 위점막을 약하게 하고 구토를 조절하는 뇌 중추에 영향을 미치기 때문이다. 심리적인 불안과 걱정으로 항암제를 맞기 전부터 구토 증상을 일으키는 환우도 있었다.

암 환자에게 올바른 영양섭취는 정말 중요하다. 항암제를 투입하고 2~3주 간격으로 다음 항암제를 맞기 전까지 체력이 떨어지

지 않도록 부지런히 먹어 두어야 한다. 항암제를 맞고 난 직후 일주일 동안은 거의 식사를 제대로 할 수 없을 만큼 힘들기 때문이다.

모든 부작용들이 개개인마다 다 다르게 온다. 어떤 환우들은 항암제 부작용으로 변비가 생겨 그것이 더 고통스럽고 죽을 뻔했다고 이야기하는 사람도 있었다. 결국 항암제 맞는 중 부득이하게 치질 수술하는 경우도 생겼다.

암의 크기나 종류에 따라 선행화합요법을 써서 암 크기를 줄인 후 수술하는 경우도 있다. 부분 절제를 하더라도 그대로 절제하면 가슴의 원형을 보존하기 어렵다. 그래서 항암제를 몇 차례 투여한 후 수술을 한다. 같은 유방암이라도 각 개인에 따라 치료방법이나 항암제에 따른 부작용도 각각 달랐다.

대개 유방암 환우들이 맞는 항암제는 일명 '공포의 빨간 약'이라는 항암주사약이었다. 약 색깔이 빨갛다고 해서 환우들 사이에서는 그렇게 붙여진 별칭이었다. 혈관을 통해 들어가는 약 색깔이 빨간색이라 더욱 공포심을 불러 일으켰다. 만약 내가 4차 항암제를 선택했다면 나 역시 그 '공포의 빨간약'을 맞아야 했다. 불행 중 다행으로, 그것보다는 훨씬 경미한 치료제인 CMF라는 항암제로 여섯 번의 항암을 시작했다. 여섯 번의 항암치료를 위해 입원해서 일반병동에서 맞을 때도 있었고, 입원실이 없을 때는 당일 입원으로 암 치유센터에 마련된 일일 침대에서 항암주사를 맞기도 했다.

암 치유센터 주사실은 〈괜찮아 사랑이야〉 라는 드라마 촬영지로 자주 등장했던 장소였다. 바깥 넓은 유리창으로 자연을 바라보며 항암제를 맞도록 만들어진 암 환우를 위한 특별 공간이었다. 공주님 방처럼 우아한 수술이 달린 커튼과 격조 있고 품위 있는 엔틱 가구가 중앙 거실에 놓여 있었다. 황금빛 나는 뽀송뽀송한 이불과 일반 병실에서는 볼 수 없는 협탁이 앙증맞게 놓여 있었다. 더구나 잔잔하게 아름답고 좋은 클래식 음악들을 늘 들려주어서 이곳이 병원인지 호텔인지 분간이 안 갈 정도였다.

매번 항암 주사를 맞을 때마다 우리 아가씨가 오셨다. 속이 불편한 나를 위해 죽도 사 주시고, 맛있는 커피도 한잔씩 마셔가며 항암주사를 맞기도 했다. 그동안 각자 생활 하느라 서로에 대해 깊이 알 시간이 없었다. 시댁 식구들이 불편하고 어렵다고 하지만 도리어 나와 아가씨는 내 항암 치료기간을 통해 더 많이 만나고, 더 많이 대화하고, 더 많이 서로를 이해했다. 깊이 있는 신앙 이야기에서부터 사소한 고민들까지 편하게 주고받았다.

그러나 대 여섯 시간 시커먼 봉지에 쌓인 항암주사를 맞고 나면 괜히 속이 다 뒤집히고 울렁거렸다. 밥 냄새 맡는 것도 힘들어 병원 점심시간이면 일찌감치 식사를 취소시키고 병실 피신에 나섰다. 피할 곳을 찾아 병원 이 곳 저 곳 기웃거리며, 그러다 문득 들어간 화장실에서 마주한 환자복을 입은 낯선 내 모습과 마주쳤다. 입술은 바짝 마르고, 먹은 것도 없이 빈 속은 왜 자꾸 울렁거리는지, 화장실만 들락날락 요란을 떨었다. 한바탕 구토를 한 후에는 한참이나 우두커니 어색한 화장실 거울 속의 나를 들여다보며 숨죽여 울기도 했다.

이왕 하는 항암치료, 모든 과정 잘 한번 밟아보겠다고 굳은 결심을 했지만 막상 닥치는 현실 앞에서는 금세 마음이 무너졌다. 남들 밥 잘 먹고 잘 지내는데, 나 혼자만 당하는 고통인 양 화가 나고 속상했다. 이왕 닥친 고난 멋지게 헤쳐 나가자고 독하게 마음먹었는데 불쑥 해결되지 않은 질문이 나를 찾아왔다.

고난 앞에 반응하는 5단계

사람은 생각지도 않은 고난 앞에서 반응하는 단계가 있다. 암 진단 받은 환우에게도 예외는 아니다. 먼저 1단계 부정이다. 의사의 진단을 믿지 못하고, 잘못된 거라 부정하며 이 병원, 저 병원을 찾아다닌다. 2단계 분노이다. '왜 내게 이런 병이 생겼느냐'고 화를 내며 마음의 분노가 생기는 단계이다. 3단계 타협이다. 자신에게 닥친 상황을 보며 '내 아이들이 결혼할 때까지만…' '내 나이 오십까지만…' 하고 제한적으로 타협하려는 단계이다. 4단계 우울이다. 삶의 의욕이 없고, 슬픔과 침묵에 젖어 아무하고도 말을 하고 싶지 않는 상태이다. 5단계 수용이다. 드디어 자신의 상황과 현실을 받아들이고 치료를 시작하는 단계이다.

심리학에서는 부정, 분노, 타협, 우울, 수용이란 각 단계별로 순차적으로 거쳐 비로소 그 고통의 의미를 받아들이고 항암치료를 시작한다고 한다. 그러나 그것은 어디까지나 이론일 뿐, 내 경우는 달랐다. 오히려 처음에는 순순히 수용단계로 곧바로 접어들었다. 살다보면 암에 걸릴 수도 있고, 나라고 별 수 있나? 편하게 생각했다가 한 번의 수술이, 재수술로 넘어가고 점차 힘든 항암치료가 시작되면서 분노와 우울함이 찾아왔다. 그러다가 모든 것을 한꺼번에 뒤집어엎고 싶은 부정의 단계가 찾아오기도 했다.

매번 항암치료 때마다 각 단계가 수시로 왔다 갔다 했다. 치료받을 수 있다는 것만으로도 마음 편하고 감사하게 받아들여지는 수용의 단계로 왔다가도 나만 고통 받는 것 같고, 나를 힘들게 한 사람들은 멀쩡하게 너무 잘 살아가는 것 같다는 생각이 들면, 금세 억울하고 분한 마음이 솟구쳤다. 그것은 곧장 하나님에 대한 원망과 반항으로 꼬리를 물기도 했다.

"사모님, 그동안 너무 일하셨으니 푹 쉬라고 주시는 기회예요. 이렇게라도 해서 안 쉬면 더 큰 병나니까 잠시 고통 주시는 거예요."

"이 고난이 지나면 꼭 더 좋은 일이 생길 거예요."

정말 그럴까? 나도 막연히 그렇게 되리라 믿었다. 그러나 육체적인 항암치료의 고통도 힘들었지만 그보다 더 나를 힘들게 하는 것은 정신적인 고통이었다.

수술을 시작으로 3주 간격 여섯 번의 모든 항암치료가 끝났다.

어느새 계절은 늦여름에서 추운 겨울도 지나고, 해가 바뀌고 2월 말이 되었다. 3주 간격의 항암치료를 위해서 매번 항암제를 맞기 전 피검사를 한다. 특히 백혈구 수치가 너무 떨어지면 항암제를 맞을 수가 없다. 소위 면역이 떨어졌다는 증거다.

항암 4차까지 치료계획 대로 열심히 잘 달려왔는데, 마지막 5차, 6차에는 백혈구 수치가 급격히 떨어졌다.

'제대로 잘 못 챙겨먹었나? 아니면 몸이 너무 피곤했나?' 입원할 거라고 짐 다 싸서 갔다가 다시 집으로 되돌아가라 했다. 그 때 그 참담함이란....

'아, 항암제를 맞을 수 있다는 것만도 큰 복이구나!' 새삼 그동안 큰 탈 없이 치료과정이 잘 진행된 것에 감사가 절로 나왔다. 그래도 집으로 되돌아가는 발걸음은 무겁기만 했다.

평생 감기 한번 잘 안 걸리고, 면역력이란 생소한 단어는 내 입에서 나오지도 않는 단어였다. 암 환자로 판정 난 이후 가장 많이 들은 단어는 바로 면역력이었다. 면역력을 높이는 음식부터 몸을 따뜻하게 해야 한다, 물도 따뜻한 물만 마셔라, 온갖 정보들이 일제히 쏟아져 나왔다. 때로는 누구 말이 맞는 지, 서로 상반된 책의 내용들은 암 환자인 나를 더욱 혼란에 빠뜨렸다.

예정된 치료계획보다 점점 더디게 진행되었지만 세월이 흐르니 가장 힘들다던 항암치료과정도 모두 마쳤다. 이제 다시 3주 동안 몸을 회복한 후에 마지막 항암치료 단계인 방사선 치료만을 남겨두었다. 여섯 번의 항암치료를 다 마치고 집으로 돌아와 쉬는 동안, 이제 큰 산은 넘어섰다는 안도감과 아직 남아있는 방사선 치료에 대한 염려와 혹 '재발이나 전이되는 건 아닐까?' 하는 불안함도 공존했다.

예전처럼 새벽기도를 꼬박꼬박 다니지 못했다. 가끔 컨디션 좋은 날만 새벽기도를 가려고 애썼다. 어느 날 밤 아무리 누워도 눈만 말똥말똥, 좀처럼 잠이 오지 않았다. 밤 12시, 2시... 그렇게 시간이 흘렀다.

결국 새벽 두시 반 혼자 옷을 주섬주섬 챙겨 입고 교회로 향했다. 거의 2주간 새벽기도를 전무하다 모처럼 나간 새벽기도였다. 아무도 없는 예배실에서 주님이 나를 기다리고 계셨다. 처음 암 진단 받았을 때의 던졌던 그 질문, 아니 대개 모든 사람들이 생각지도 않은 고난 앞에서 던지는 질문, 'Why me?'

'왜 하필 접니까?' 어쩌면 눈에 보이는 암보다 보이지 않는 암을 일으키게 한 고통이 더욱 나를 무섭게 엄습해 왔다. 왜 난 아직도

이 고통에서 벗어나지 못할까? 항암 6차 다 지나올 동안에도 해결하지 못하고 전전긍긍하는 것일까?

암도 담담하게 받아들였던 초창기와 달리 뒤늦게 주님께 물었다.

'보이는 암보다 눈에 보이지 않는 마음의 극심한 스트레스, 내면의 진짜 암 덩어리가 무엇입니까? Why me? 왜 접니까? 왜 하필 제가 이 고통과 아픔을 겪어야 합니까?'

아무도 없는 텅 빈 성전에서 주님께 따져 물었다. 주님이 말씀하셨다.

'그래, 너니까 주는 고통이다.'

'혜경이 너라면 이겨낼 고통이기에 주는 고통이다.' 마음에 들려오는 주님의 음성이었다.

'주님, 그러면 제게 이길 힘 주세요! 내 몫의 십자가라면 이길 힘도 주셔야지요. 왜 이렇게 번번이 넘어지게 하십니까?' 당당히 요구했다. 곧이어 주님이 말씀하셨다.

'내가 너를 응원하고 있다. 나는 내 사랑하는 아들까지도 널 위해 주었는데 내가 얼마나 더 주어야하니?'

'아.......' 약간의 질책도 섞여 있었지만 부드럽고 따스하게 말씀해 주셨다. 그렇게 주님과의 깊은 대화가 오고갔다. 가져간 손수건 두 장은 어느새 흥건이 젖었지만, 내 맘에는 전에 없는 한없는 평화와 기쁨을 주셨다. 긴 투병생활, 어느새 늘어지고 타성에 젖은 내게 다시금 새벽기도 자리로 나를 이끌어 내시고 만나주셨다.

'나를 더욱 의지해라'

'네 주님, 더 크게 의지하겠습니다.' 다른 사람 눈에는 항암치료도 거뜬히 받는 듯 씩씩하게 보였지만, 암에 걸려도 기초체력 튼튼하다고 교만 떨던 내 모습이 자꾸 떠올랐다.

'진짜 나는 아무 것도 아니구나! 정말 약한 존재구나!' 다시금 주님 앞에 내 모습을 점검하게 하시고, 주님 앞으로 한걸음 더 나아가도록 하셨다.

33년 전 엄마의 교통사고 즉사로 속수무책이었을 때 오랫동안 내 삶을 지탱해 준 단 한 줄의 그 말씀이 떠올랐다.

'사람이 감당할 시험 밖에는 너희가 당한 것이 없나니 오직 하나님은 미쁘사 너희가 감당하지 못할 시험 당함을 허락하지 아니하시고 시험 당할 즈음에 또한 피할 길을 내사 너희로 능히 감당하게 하시느니라' (고린도전서 10장 13절)

'네가 있는 이 자리에서 감당하는 고통과 아픔, 고난들은 아무에게나 주는 것이 아니다. 혜경이 너니까 주는 거다. 잘 감당할 줄 믿는다.' 주님이 웃으며 내 어깨를 어루만지시며, 응원해주고 계심을 느꼈다.

'주님 다시 정신 차릴게요. 다시 기도의 자리로 나갈게요. 주님 감사해요.'

텅 빈 예배실에 한 분 두 분 성도님들이 들어오신다. 비록 소수의 기도하는 자들이지만 참 귀하다. 어느새 수년간 홀로 새벽을 깨워 말씀을 전하는 남편이 강단에 섰다. 지칠 때도 많았을 텐데……. 참, 귀하다.

'주님 기도하는 제 자리, 이제는 지키게 하소서. 제 몫까지 수고하고 애쓰는 남편에게도 영육 간에 강건하게 하소서!'

방사선 빛줄기

　수술, 항암제 투여, 이제 마지막 단계가 방사선 치료다. 방사선 치료는 수술 후 재발을 방지하는데 도움을 준다. 유방 부분절제로 유방 보존술을 받은 환자들은 남아 있는 유방에 다시 암이 재발하는 가능성을 막기 위해 대개 방사선 치료를 받는다. 방사선은 세포의 분열과 성장에 관여하는 DNA를 손상시켜 세포분열을 억제하는 기능을 한다. 세포 분열 속도가 정상세포보다 훨씬 빠른 암세포에 방사선을 쐬어 암세포를 죽이는 것이다.

　처음에 '방사선' 이라는 단어만 들어도 무시무시했다. 일본의 원자폭탄이 곧바로 생각났다. 히로시마와 나가사키 원폭으로 인한 방사능 피해사례가 생각났다. 그곳 사람들이 훗날 암 발생률이나 기형아 탄생률이 유독 높다는 이야기를 어디선가 들어본 듯해서 방사선 치료 받기가 더욱 겁이 났다.

　어떤 책을 보니 소량의 방사선 치료는 전혀 지장이 없고, 암 치료를 위한 방사선은 체내에 전혀 남지 않는다고 했다. 또 어떤 책에는 마치 방사선 치료가 일생일대의 내 몸의 치명타가 될 것이며, 의사들의 밥벌이쯤으로 생각하는 듯 했다. 도대체 누구의 정보를 믿어야 할 지 갈팡을 잡지 못했다.

결국 남편과 상의한 후 처음 믿고 신뢰하기로 한 의사 선생님을 끝까지 믿고 정규과정대로 순서를 밟자고 했다. 자연치유나 대체의학은 모든 과정 후 필요에 따라 차후 접목하는 것이 좋겠다고 결론을 내렸다.

일단 방사선 치료를 받기로 결심하고 나니 한결 마음이 가벼웠다. 방사선은 치료대에 누워 3~5분이면 끝나고 통증도 없었다. 이제 시작되나보다 하면 벌써 끝이 났다. 병원에서는 내가 좋아하는 노래를 들을 수 있도록 배려해 주었다. 하지만 치료 시작과 동시에 앞 소절만 조금 듣다보면 어느새 끝이 났다. 제대로 끝까지 노래를 들은 적이 없었다. 차가운 치료대에 올라가 환자복 단추를 풀고 눕는데 그 시간이 얼마나 길고 민망하게 느껴지던지…….

하루, 이틀 시간이 지나니 어느덧 목욕탕 탈의실에서 옷 벗듯 자연스러워졌다. 익숙해진다는 것이 무섭다. 그래도 매번 쑥스럽긴 하다. 방사선 치료실에는 항상 젊은 남녀 두 분의 선생님이 계셨다. 한 분이라도 여자 선생님이 계셔서 그나마 고마웠다. 어느 순간 33회 동안 매일 올라가야 하는 치료대를 우주선에 오른다 생각하며 신발을 벗고 올라갔다.

인간의 상상력이란? 어느 순간에는 내가 정말 우주선을 탄 기분이 들었다. 방사선 선명한 빛줄기가 마치 은하계의 새로운 빛을 발견한 것처럼 신비롭기까지 했다. 그래도 행여 내 눈에 들어오면 큰 일 날 것처럼 늘 치료시간 동안 두 눈을 꼬옥 감았다. 아주 가끔 궁금할 때면 실눈을 뜨고 살며시 무슨 일이 일어나는지 지켜보기도 했다.

방사선 치료실을 오가며 전립선암으로 오는 남자 환우들과도 여러 번 마주쳤다.

'아니, 그럼 저 분들은 바로 그 곳을?' 오십보백보이면서 혼자 상상을 하며 키득키득 웃기도 했다.

주말을 제외하고 주 5회 동안 33번의 방사선 치료를 받았다. 28회까지 하고 나머지 5회는 집중치료에 들어갔다. 그동안 가슴 전체에 하던 방사선 치료를 아주 부분적으로 축소하여 집중적으로 방사선을 쬐었다.

내 가슴에는 갈색의 커다란 네모난 모판이 새겨지고, 그 한 가운데 잘려나간 유두 부위로 동그랗게 더 짙은 다갈색의 치료흔적이 남았다. 병원에서 권하는 재생 크림을 하루 두 번씩 꼭꼭 발라 주었다. 그 주변으로 피부가 다소 딱딱해지고, 오돌토돌하게 사마귀처럼 불쑥 튀어나온 깨알 같은 점들도 생겨났다. 전보다 더욱 흉측한 몰골이었다. 시간이 지나면 색깔도 옅어지고, 차차 본래의 피부색으로 돌아온다고 하니 그저 시간이 흐르기만을 기다릴 뿐이었다.

그렇게 두 달여 가까운 시간이 지나고 드디어 방사선 치료가 끝났다. 마치 오랜 전쟁터에서 비로소 전쟁이 끝난 느낌이었다. 그것도 휴전이겠지. 한 번의 치료로 영원히 치료가 끝나면 좋으련만 이제 남은 몫은 얼마나 잘 관리하며, 내 운명에 달려있겠지. 앞으로 살면서 두 번 다시 치르고 싶지 않은 긴 전쟁이었다.

긴 8개월 간의 시간을 잘 견뎌준 내 몸이 고마웠다. 앞으로 얼마나 오랜 세월 함께 할지 모르지만 내 마음의 상태까지 정확하게 표현해 내는 정직한 몸이 아닌가? 그동안 영혼 우선, 마음 우선이라 생각하며 내 몸을 다소 천박하게 밀어 둔 사실에 대해 미안한 마음이 들었다. 몸이냐 마음이냐 무엇이 우선일 것도 없이 둘은 너무도 긴밀한 사이임을 알았다. 모든 치료가 끝나니 홀가분했다.

그래도 방심할 수는 없으니 긴장을 놓칠 수는 없었다. 그래도 이 날만큼은 나를 위해 수고했다고 박수치고 싶었다.

❖ 방사선 치료실에서

방사선 빛줄기 따라
내 몸에 그려지는 보랏빛 줄무늬
살며시 가늘게 뜬 두 눈 사이로
나를 쳐다보는 동그란 기계
선명한 빛줄기와 마주쳤다.

방사선 빛
육신의 암세포를 멸하며
부작용의 두려움이 엄습할 때도 있지만
보이지 않는 마음의 죄악까지 감찰하시고
회개의 영 부으시는
부작용이 전혀 없는

성령의 빛, 말씀의 빛!

33세에 십자가 사랑으로
인류 구원의 역사를 이루신 주님
33번의 방사선 치료로
새로운 육신, 새 영으로 거듭나게 하소서!

치료의 광선 내게 비추사
내 몸과 영의 악한 세포 멸하시고
다시 주어지는 인생길에
빛 되신 주님만을 따르며
주님만을 자랑하게 하소서.

※ 최근에는 의학이 발달하고 여러 임상을 거쳐 주로 방사선 19회차로 치료가 이루어진다고 한다. 여러 개인별 다양한 암 종류에 따라 방사선 횟수와 이후에 다양한 추적 치료도 이루어지고 있다.

2부

상처는 별이 되어

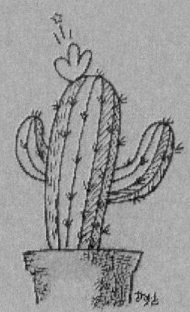

피할 수 없으면 즐기는 병원탐구생활,
예술치유를 통해 눈물을 쏟고, 웃음으로
치유되는 감동의 시간들!
암 투병 5년 후 유방 재건수술,
암치유 뽕치유 이야기!
상처는 별이 되고,
새벽 산책을 통해 삶의 여유를 찾으며
한 걸음 한 걸음 나답게!

꿈을 이룬
명지호텔 703호

첫 수술을 하고 일주일 입원한 사이 이곳저곳에서 소식을 들은 지인들이 병문안을 왔다. 어디에 입원 했는지 물으면 '명지병원 703호'라는 말 대신 '명지호텔 703호'라고 말했다. 이왕 하는 암 투병 긍정적으로 다짐하자는 의미로 그렇게 혼자서 이름을 붙였다. 비록 겨우 한 몸 누이는 삐거덕 거리는 철 침대지만 동료 환우들과 찾아오는 지인들의 사랑이 넘치는 병실이었다.

첫 수술 후 며칠 사이로 약 100여명 다녀갔다. 내가 SNS로 실시간 상황보고를 하는 바람에 더 많은 분들이 알고 오셨는지도 모르겠다. 같은 병실에 있는 다른 환우들이 내가 대형교회 사모인 줄 알았단다. 정말이지 나도 놀랐다.

고등학교 1학년 때 담임이셨던 박운룡 선생님께서 난초 화분을 보내주셨다. 선생님은 항암 투병 내내 힘내라고 좋은 글로, 음악으로 응원해 주셨다. 감수성이 예민한 여고 시절, 늘 검은 양복을 즐겨 입으시던 박운룡선생님께 우리들은 '블랙스타'라는 별칭을 붙여드렸다. 당시 화학 선생님이셨는데, 그때 배운 화학기호는 다 잊어버렸지만 선생님을 통해 배웠던 아름다운 노래들은 내 일생의 큰 위로와 힘이 되었다.

학창시절에는 하나님을 알지 못하셨지만 오랜 세월이 흘러 선생님은 하나님을 만났다. 오랫동안 미션 스쿨의 교장 선생님으로 계시다가 몇 년 전 퇴임을 하셨다. 퇴임식도 감동의 음악회로 여셨다. 그때 영광스럽게도 여자 제자 대표로 선생님께 감사의 인사글을 낭송했다.

수술하고 푹 쉬어야 하는데 쉴 틈이 없었다. 몸은 수술로 고단했지만 마음은 너무 감사하고 즐거웠다. 매일매일 내가 만나고 싶었던 사람들이 알아서들 차례대로 다 찾아오니 신기했다. 심지어 어떤 친구는 '번호표 뽑고 기다려야 되는 거 아니냐?' 하며 농담을 하기도 했다. 어쩌면 평생소원이었던 꿈같지도 않은 내 꿈이 이루어진 순간이었다.

중학교 때 일이다. 친한 친구인 해경이가 맹장염 수술을 했다. 우리 친구들은 매일 친구 병문안을 갔다. 꽃을 사 들고 가는 친구도 있었고, 친구를 위해 노트 필기를 대신 꼼꼼히 해 주는 친구도 있었다. 매일 맛있는 먹거리가 친구 머리 맡에는 가득 있었다.

그 당시 아플 때만 꼭 먹는 귀중한 간식이 있었으니, 그것은 바로 '황도 통조림' '백도 통조림' 이었다. 물렁물렁한 복숭아에 달짝지근한 국물 맛이 끝내줬다. 엄마도 내가 아플 때면 다른 형제들 몰래 숨겨 뒀다가 꼭 챙겨 주시곤 하셨다. 친구병실에는 그 복숭아 통조림을 비롯해서 각종 음료수와 빵, 과자가 한가득 놓여 있었다. 학교 갔다가 매일 병원에 들렀다. 그리고 집으로 돌아와서는,

"엄마, 친구 해경이 보니 억수로 부럽데이. 나도 아파서 병원에 입원 한번 해 보면 소원이 없겠다." 한없이 부러워하며, 엄마에게 투정을 부렸다.

"아이고, 야가 뭐라카노? 그런 소리 하지마라! 말이 씨가 된데이." 그런 말을 하는 나를 엄마는 철없다는 듯, 쓸데없는 소리하지 말라고 야단을 치셨다. 오랜 세월이 흘러 두 아이 출산하느라 병원에 잠깐 하룻밤 입원한 것을 제외하고는 병원은 내게 먼 나라 이야기였다. 병문안 온 사람들이 놀라기는 마찬가지였다. 환자복을 입은 내 모습은 그 누구도 상상하지 못했다. 그것도 암 환자로!

사춘기 소녀의 꿈은 오랜 세월이 흘러 중년부인이 되어서야 이루어지고 말았다.

'아, 함부로 꿈꾸면 안 되는구나! 꿈은 이루어진다더니 우리 하나님은 세밀한 음성도 들으시고, 마음의 생각까지도 다 들으시는구나!' 후회되기도 했지만, 마음 한편에서는 사랑하는 이들의 사랑과 위로를 한 몸에 받으니 철없는 그 때 그 시절처럼 좋기도 했다.

그렇게 하루가 멀다 하고 매일 지인들이 찾아오고, 매번 항암제 맞느라 입원한 기간 동안에도 맛있는 밥을 사 주러 오시는 분들이 많았다. 내가 그토록 많은 이들에게 사랑을 받고 있다는 것이 한없이 감사하고 놀라웠다.

대부분 여성들이 그렇듯 결혼 이후 내 삶은 그냥 교회와 집, 전도, 그리고 아이들이 조금씩 자라면서 내 안의 알 수 없는 꿈을 향해 공부하러 나간 것이 전부였다. 30대는 오로지 앞만 보고 달렸다. 개척교회 섬기느라 그냥 매일 매일 바쁘게 살았다. 친구도 못 만나고, 어디 여행도 제대로 못한 나였다. 그러나 암과의 투병생활동안 '내가 사람부자'였구나! 아프면서 값진 사실을 깨닫게 되었다.

'혜경아, 하나님이 너 쉬라고 주신 병이야. 그동안 열심히 살았으니까 사랑받고 위로받고, 네 인생에 휴가를 주시는 거야!'

처음에는 멀쩡한 내가 암 환자로 돌변하니 그저 불쌍한 개척교회 사모 하나 달래는 말이려니 생각했다. 그러나 시간이 지날수록 그 말이 진심으로 다가왔다. 하나님이 놀랍도록 사람들을 보내시고, 위로와 사랑을 한꺼번에 쏟아 부으셨다.

짧은 기간에 이토록 많은 사람들을 만난 것은 내 발로 멀쩡히 돌아다닐 때가 아니었다. 내가 가장 힘없고 돌아다닐 기력조차 없을 때, 항암제 맞고 밥 한술 떠 넣기도 힘든 그 때였다.

"여호와는 말의 힘이 세다 하여 기뻐하지 아니하시며 사람의 다리가 억세다하여 기뻐하지 아니하시고 여호와는 자기를 경외하는 자들과 그의 인자하심을 바라는 자들을 기뻐하시는도다." (시편 147편 10~11절)

이 말씀은 입원 후 첫 병원 내 수요예배 때 설교본문이었다. 본문을 읽는 순간 가슴에 '쿵'하고 뭔가 한 대 맞은 듯했다. 그동안 내 튼튼한 두 다리를 얼마나 자랑했던가? 주님을 위해 일한다고, 전도한다고 내심 스스로를 자랑하고 그것으로 만족해했던 모습들, 하나님은 말의 힘이 세다고, 사람의 다리가 억세다고 기뻐하지 아니하신다. 오히려 자기를 경외하는 자들과 주님의 인자하심을 바라는 자들을 기뻐하신다. 꼼짝없이 병실에 누워서야 그 의미가 더 깊이 와 닿았다.

'그동안 니가 너무 분주했구나! 나를 위해 일한다고 했지만 난 니가 나만을 더 오랫동안 바라봐 주기를 기다렸단다.' 주님이 말씀하셨다. 사역이 아닌 주님 그 자체를 바라보기를 원하신 아버지의 마음이었다.

그 깨달음에도 불구하고 병원 있는 동안도 내내 분주히 이 병실 저 병실 다니며 바쁘게 살았다. 깨달은 대로 실천하며 사는 것이 왜 그리 어려운 지…….. 주님의 소리를 듣고도 늘 외면하고 내 갈 길로 바쁜 삶은 여전했다. 늘 시끌벅적 하던 병실의 화기애애함도 시간이란 함수 앞에 하향곡선으로 뚝 뚝 떨어졌다.

고놈의 첼로소리
때문이야!

　방사선 치료로 한 달 반 가량 장기입원을 했다. 몇 분간의 방사선 치료가 끝나면 물리치료를 받고 나머지 시간은 자유시간이다. 매일 집에서 통원치료 할까 하다 남편의 배려로 집안일도 잊고 푹 잘 쉬라고 해서 내 인생에 다시 오지 않을 휴가, 하나님이 주신 휴가를 즐기기로 했다.

　떠들썩하던 지인들의 발걸음도 뜸해지고, 서글픔과 외로움이란 녀석들이 밀물, 썰물로 하루 한 번씩 잊어버리지도 않고 꼬박꼬박 찾아왔다. 차창 밖 바깥세상이 궁금해지고 나 없이도 교회와 집이 잘 돌아가는 것에 감사하면서도 살짝 소외감도 느꼈다.

　'그래, 자꾸 약해지면 안 돼. 어차피 시작된 병원생활, 휴가를 휴가답게 지금 여기에 집중하며 즐겨보자!' 크게 심호흡하며 스스로를 다독였다.

　내 몸이 건강하게 치료받는 공간, 바쁜 일상을 뒤로하고 책도 보고, 밀린 잠도 실컷 자고, 내 손으로 밥 해 먹지 않아도 되는 곳! 세상에서 가장 맛있는 밥은 남이 해 주는 밥, 남이 해 주는 밥 중에 가장 맛없는 밥은 병원 밥! 항암치료 때 밥맛이 완전 밥맛이라 사실 병원 밥 보기만 해도 아직도 울렁증이 되살아나 밥 먹는 것이 즐겁지가 않았다.

별로 반갑지 않은 점심시간이 지나면 이곳 명지병원에서 내가 가장 좋아하는 시간이다. 점심시간 후 1시부터 30분간 열리는 '로비음악회' 때로는 플룻 연주로, 기타, 바이올린, 오카리나, 독창, 중창, 합창 등 다양한 연주들이 매일 열린다. 이날은 첼로 연주가 있었다. 중저음의 나직한 소리가 내 마음에도 음표를 마구마구 그려 넣었다.

때마침 이날은 경칩, 시간은 봄으로 달려가는데 첼로 연주는 듣는 순간 가을을 느끼게 했다. 바스락 거리는 낙엽, 어디선가 향긋한 커피 향이 다가오는 듯, 그 깊고 풍성한 첼로 소리에 빨려 들었다. 뭉클하고 아득한 첼로 소리는 나도 모르게 오랫동안 내 맘 속에 감춰뒀던 이십 여 년 전 첫사랑과의 추억의 시간으로 나를 끌고 갔다.

대학 들어가자마자 동아리 모임에서 첫눈에 반해버린 한 남자가 있었다. 기독동아리 1학년 새내기 모임에서 그를 처음 만났다. 마침 이웃 캠퍼스와 연합모임으로 모이는 첫 날, 그가 나타나자마자 마치 영화 속 한 장면처럼 그의 모습 뒤로 후광이 환하게 비쳤다. 강렬한 느낌은 아니었지만, 그를 떠올리면 아침 이슬을 머금은 싱그러운 풀잎처럼 신선한 느낌이 지속되었다. 특별히 따로 만나 데이트를 하지는 않았지만 동아리 전체 모임을 마치고 집으로 돌아가는 길! 몇 코스는 같은 방향이라 늘 같은 버스를 탔다. 흔들리는 버스 안, 내 마음도 매번 흔들렸다. 그렇게 2년을 같은 동아리의 좋은 친구로 보냈다.

대학 3학년이 되던 봄날, 의대생이었던 그는 예과 때는 같은 캠퍼스지만, 본과생부터는 대학병원이 딸린 인근 의대캠퍼스로 떠나게 되었다. 영영 다시 못 만나는 건 아닐까 조바심 가질 그때, 그냥 편하게 밥 한번 먹자는 연락이 왔다. 그것도 화이트데이에 데이트 신청이었다. 그날따라 그는 말끔히 정장차림으로 나왔고, 나도 가진 옷 중에 고르고 골라 하늘거리는 예쁜 스커트를 챙겨 입었다. 걸을 때마다 살짝 들리는 스커트 곡선 따라 내 마음도 들썩였다.

대학 3학년 화이트데이, 그날이 내 청춘의 첫 사랑의 시작이었다. 그 후 10년을 온통 그로 물들인, 일편단심 민들레가 될 줄은 몰랐다. 그날 그는 동그란 막대사탕 3개를 빨간 리본으로 곱게 묶어 왔다. 사탕 하나하나에 자기 이름 세 글자를 짚어가며 말했다. "OOO의 마음이야!" 하며 용기 있게 내 앞으로 내밀었다.

아, 세상을 다 가진 기분이라는 것이 이런 것일까? 보기는 털털해도 먼저 남자에게 사귀자하는 것은 내 작은 자존심이 허락하지 않았다. 행여 좋은 친구관계마저 어색해지면 어쩌나 하는 두려움으로 2년 내내 몸을 사렸던 나! 그가 내민 사탕 세 알은 선머슴 털팔이 혜경이를 누군가의 여자로 만드는 사랑의 묘약이었다.

그 이후 우리는 본격적인 친구에서 연인이 되었다. 각기 캠퍼스는 달라졌지만 우리들만의 데이트가 이어졌다. 그는 본과 공부하러 의대 캠퍼스로 떠났다. 예과 2년간 함께 했던 캠퍼스 중앙 도서관, 벚꽃 가로수길, 복현회관, 지도 연못 등등. 추억을 뒤로 하고 우리의 새로운 데이트 장소는 바로 대학병원과 작은 히포 숲이었다. 대학병원 건너 편에는 본과 학생들이 공부하는 건물 하나만 덩그렇게 놓여 있었다. 그리고 그 앞에 병원과 건물 사이로 히포

크라테스 동상이 놓인 뜰이 하나 있었다. 몇몇 개의 벤치가 놓여 있고 커다란 나무 몇 그루만이 옹기종기 들어선 숲. 일명 히포 숲이라 불렀다.

나는 대학을 졸업하고 취업을 했다. 그는 여전히 그 대학병원에서 인턴, 레지던트를 보냈다. 여느 연인들처럼 여유 있게 만날 시간이 없었다. 고작 우리의 데이트 장소는 병원 내 기도실이나 히포 숲이 전부였다. 늘 뻔한 장소이고 좁은 공간이었지만, 그와 함께 있다는 것만으로도 설레고 마냥 좋았다.

병원 기도실에는 작은 전자 오르간이 하나 있었다. 기도하다 지루해지면 혼자서 찬송가를 펴 놓고 오르간을 연주하며 찬양하기도 했다. 그러다 문소리가 나서 돌아보면 그가 아닌 다른 환자 보호자들이 와서 괜히 아쉬웠다. 환자나 보호자들은 기도실에서 기도하다 자주 훌쩍이며 울기도 했다.

'어휴, 안됐다. 어디 많이 아픈가보다!' 그때는 그들의 간절한 기도에 관심이 없었다. 그저 내 사랑 그가 언제쯤이나 나타날까 철없이 마음만 동동거렸다.

항암치료 차 병원 입원동안 내가 가장 즐겨간 곳은 바로 병원 내 마련된 한 두 평의 작은 기도실이었다. 내 아픔을 토로하고, 울기도 하고, 옆에 환우랑 밤마다 와서 같이 두 손 잡고 기도하기도 했다.

문득 내 청춘시절 대학병원 기도실에서 만난 이름 모를 그들에게 미안한 마음이 들었다. 사랑에 눈 먼 한 처녀가 병원기도실에서 남의 사정은 모르고 혼자 들떠 있었으니……. 그 당시 내게 병원은 힘들고 아픈 곳이 아니라 언제라도 찾아가면 단 몇 분이지만, 사랑하는 이를 만날 수 있는 가슴 뛰는 곳일 뿐이었다.

스무 살에 시작된 설렘은 서른 살의 오래된 연인이 되었다. 10년의 시간이 흘렀다. 운명은 더 이상 우리의 인연을 그대로 두지 않았다. 첼로 연주가 끝이 났다. 이별의 아픔으로 몸살을 앓은 내 청춘의 시간도 지나갔다. 그 때는 죽을 것만 같았던 내 인생의 가장 큰 아픔이라 생각했는데, 그 아픔 이후에 또 다른 사랑이 찾아왔고, 지금의 남편을 만났다.

끝이라 생각했는데, 보낸 세월이 아깝다 생각했는데, 그 시간만큼 나는 더 많이 성장하고 성숙해졌다. 흘러 보내는 낭비되는 아까운 시간이 아니라 연단과 훈련의 시간이었다. 한 사람을 사랑한다는 것은 세상을 다 가진 듯한 가슴 벅참과 세상이 달리 보이는 신비의 묘약이다. 때로는 사랑한다는 것은 원치 않는 상처를 주고받으며, 남모르게 눈물을 흘려야 하는 일임을 배웠다. 내게 한 사람을 사랑하는 일은 오랜 기다림이었고, 가슴 벅찬 기쁨이었고 때로는 마음을 후벼 파는 아픔이었다. 그러나 그것은 다음 사랑을 위한 준비였다. 돈으로도 살 수 없는, 가치 있는 경험이었고, 후회하지 않을 아름다운 청춘이었다.

어디선가 이별의 아픔으로 울고 있는 청춘이 있다면 가만히 이야기해 주고 싶다.

'많이 사랑했나요? 이별의 아픔에 많이 아프지요. 하지만 후회하지 마세요. 사랑은 결코 헛된 감정소비가 아니에요. 진짜 인생을 경험하는 거지요. 사랑 때문에 죽을 만큼 아팠다면, 이별의 아픔으로 주체할 수 없는 눈물을 흘렸다면, 그것은 불행한 인생이 아니라 특별한 인생이에요.

사랑, 아무나 하는 거 아니에요. 이별, 아무나 하는 거 아니에요. 새로운 사랑이 곧 찾아 올 거예요. 자신을 믿고 하늘을 보아요! 곧 당신을 더 당신답게 만들어 줄 소중한 별이 나타날 거예요. 당신이 부족해서가 아니에요. 당신을 담을 만큼 큰 그릇이 아니기

에 헤어졌을 뿐이에요. 힘을 내세요. 함께 해 온 그 시간에, 그 사랑에 감사하세요.'

로비음악회는 끝이 났지만 어디선가 총총걸음으로 삐삐를 찬 그가 다시 나타날 것만 같다. 40대 아줌마가 20대 청춘의 설렘으로 몽롱한 하루다. 다 고놈의 첼로소리 때문이야!

나도 피아노처럼

내가 유일하게 다루는 악기가 있다면 피아노이다. 어릴 적 다닌 몇몇 학원 중 가장 오래 다닌 학원이자 기억에 남는 학원은 바로 피아노 학원이다. 키가 아주 작은 싱글의 노처녀 선생님이 가르치셨다. 피아노 선생님은 오빠네 가족들과 함께 살았다. 학원이라기보다는 가정집이었다. 지붕을 초가로 이어 만든 우리 동네에서 보기 드문 초가집이었는데 나중에는 일반 주택집 형태로 개조했다. 그 후 젊은 대학생 오빠들 몇몇 하숙집도 겸하셨다.

그곳에서 피아노만 배운 것이 아니었다. 단 두 대의 피아노 밖에 없어 기다리는 시간을 이용해 순정만화를 즐겨봤다. 다 본 만화책은 인근 만화방에서 가서 다른 책으로 빌려오기도 했다. 우리 동네 시장 안에 있는 만화방은 우리 반 남자아이의 집이었다. 비록 만화책일지라도 사방팔방이 책으로 둘러싼 분위기가 참 좋았다. 언제든지 보고 싶은 만화책을 마음껏 볼 수 있는 같은 반 남자친구가 늘 부러웠다. 만화책을 바꿔오는 역할은 곧잘 내가 맡았다. 만화방 전체를 기웃거리며 이 책, 저 책 골라오는 재미가 있었다.

피아노 학원에서 즐겨한 일은 만화책을 빌려 본 일만이 아니었다. 동양카드, 서양카드 모두를 한꺼번에 섭렵하게 만든, 내 인생의 또 다른 놀이문화를 넓힌 곳이기도 했다. 선생님과 대학생 오빠들이 틈틈이 하는 카드를 옆에서 곁눈질하며 배웠다. 우리도 금세 친구들과 옹기종기 모여앉아 카드놀이를 즐겼다. 주로 트럼프로 원카드를 했다. 고스톱으로 민화투도 하고, 고돌이에서 600, 일 년 운수치기부터 좋아하는 사람과의 사랑점까지 카드 하나로 다양한 놀이를 배웠다. 피아노 치러 한번 가면 땅거미가 지도록 그곳에서 왼종일 놀았다.

중학교 2학년 무렵까지 피아노를 배웠다. 그 후 피아노 학원은 점차 내 기억 속에서 잊혀져갔다. 오랜 시간이 흐른 뒤 대학생이 될 무렵 선생님께서 암에 걸려 돌아가셨다는 이야기를 전해 들었다. 여전히 결혼하지 않고 혼자 지내시다 쓸쓸히 돌아가셨다는 이야기.

피아노와 연관되어 떠오르는 또 하나의 추억은 엄마다. 2층으로

지어진 주택에 2층 왼쪽 내 방에 피아노가 있었다. 고모가 결혼하면서 남겨주고 간 낡은 피아노였지만, 피아노가 우리집에 있다는 사실만으로도 은근히 자랑을 하기도 했다. 기분이 무지 좋거나 우울할 때면 곧잘 피아노를 쳤다. 여느 날도 그렇게 피아노를 치고 있는 데 엄마가 내 피아노 소리를 듣고 내 방으로 들어오셨다.

"우리 혜경이는 좋겠다. 피아노를 칠 수 있으니… "

그 때는 엄마의 한숨 섞인 소리가 무얼 의미하는지 몰랐다. 오랫동안 할아버지, 할머니 시부모님을 모두 모시고 사는 외며느리의 아픔을 잘 이해하지 못했다. 내 스트레스 해소의 한 출구이기도 했고, 감정을 배출시키는 통로였던 피아노를 엄마는 많이 부러워했다. 엄마는 딸의 피아노 소리를 들으며 대리만족하셨다.

피아노를 배운다는 것은 일, 이년 만에 뚝딱 이루어지는 게 아니다. 가끔은 지루하고 힘든 여정이기도 했다. 그만 치겠다고 투정부릴 때마다 나를 혼내기도 하시고, 다독거리기도 하셨던 엄마였다. 엄마의 선견지명일까? 일꾼이 부족한 개척교회의 형편에 내 어설픈 피아노 반주 솜씨는 나름 큰 역할을 했다. 엄마는 내 곁에 오래 계시지 못하셨지만 피아노를 내 일생의 좋은 친구로 만들어 주시고 떠나셨다.

우울하고 괴로울 때, 비나 눈이 내려 분위기를 내고 싶을 때 피아노는 내 일생의 가장 좋은 친구 중 하나였다. 개척초기 고단하고 힘들 때 아무도 없는 텅 빈 예배실에서 곧잘 피아노를 쳤다. 몇 시간이고 그렇게 혼자서 피아노를 치고 나면 내 내면이 다시 제자리를 잡곤 했다. 부드럽고 강렬한 피아노 건반의 힘이 흔들리는 나를 바로 세웠다.

유방암 수술을 하고, 림프절 전이 유무를 알아보기 위해 오른쪽 겨드랑이를 절제했다. 한동안 팔 쓰기가 힘들었다. 그때 가장 먼저 떠오른 생각은 만약 피아노를 다시 치지 못한다면 어쩌나 하는 두려움이었다. 다행히 수술 후 몇 주 뒤부터는 다시금 피아노 앞에 앉을 수 있었다. 당시 오른팔 림프 부종을 막는 '엔테론'이라는 약을 복용했다. 가끔은 내 팔이 내 팔 같지 않은 인조인간 로봇 팔 같은 느낌이 들 때도 있지만, 여전히 두 팔로 요리를 하고, 글을 쓰고, 피아노를 칠 수 있어 참 감사하다.

명지병원 낮 1시, 매일 열리는 로비 음악회에 빠지지 않는 악기가 있다면 바로 피아노다. 늘 넓은 로비를 혼자서 당당히 지키고 있다. 부드럽게, 때로는 화려하게 독주를 한다. 그러나 바이올린, 첼로 등 다른 악기가 등장하면 피아노는 그들의 소리가 돋보이도록 나지막이 배경이 되어준다.

피아노는 흰 건반, 검은 건반으로 어울려 있다. 흰 건반이 우리 인생의 기쁨과 행복이라면 검은 건반은 어둡고, 슬픈, 우리 인생에서 빼버리고 싶은 기억이다. 만약 검은 건반을 빼 버리면 너무도 밋밋한 곡만 연주될 것이다. 검은 건반이 있어야 더 화려하고 풍성한 곡을 연주를 할 수 있다. 우리의 삶도 피아노와 같지 않을까?

지금의 암 투병이 검은 건반과 같은 내 생의 아픈 부분일지라도 그 검은 건반으로 인해 내 삶이 더 아름답고 빛나게 연주되리라. 혼자 있어도 당당하게, 여럿이 모일 때는 고운 하모니를 이루는 삶의 연주를 하고 싶다. 나도 피아노이고 싶다.

암 환자에게 하는 세 가지 질문

병실에는 보이지 않는 질서가 있다. 먼저 입원한 순서대로 알게 모르게 방장이 된다. 아무리 나이가 많아도 그 병실에 마지막으로 들어오는 분은 막내다. 일단 입원수속을 마치고 병실로 들어서면 앞선 환자들과 보호자들이 호기심어린 눈길로 쳐다본다.

대개 "무슨 병으로 입원하셨나요?" 로 시작해서 수술은 했는지, 앞으로 얼마나 입원할 건지, 어디서 살며 아들, 딸은 있는 지 일반적인 질문이 이어진다.

암 환자가 된 이후에는 추가적인 질문이 더 이어진다. 첫 번째 질문은, "무슨 암이에요?" 기초조사가 끝나면 가장 많이 받는 두 번째 질문은, "암 몇 기예요?" 그나마 초기면 "그만하기 다행이네요" "초기암은 암도 아니에요, 잘 먹고 관리하면 더 오래 살아요." 이런 저런 이야기로 위로의 말을 해 주신다. 그다지 위로되는 말은 아니었다. '그래도 암은 암인데…' 묘한 반항심이 생겼다. 그래도 심각하게 표정 짓는 것 보다는 훨씬 낫다.

대개는 '젊은 사람이 참 딱하다'는 시선으로 나를 쳐다본다. 때로는 무슨 전염병 환자처럼 암 환자를 위험인물로 보는 이상한 분위기를 풍길 때도 있다. 그때 그 당혹감과 묘한 느낌이란!

병실에서 내가 암 환자인 것을 아는 순간, 갑자기 병문안 온 자기 자녀들에게 이상한 눈짓을 주며 묘한 시선이 오가는 느낌을 받을 때가 있었다. 마치 내가 자기들에게 커다란 해라도 끼칠 듯 방어하는 듯한 모습에 당황스러웠다. 오히려 면역력이 떨어진 내가 다른 환자들이나 보호자들로부터 조심하고 방어를 해야 하는데, 뒤바뀐 태도에 뭐라 말할 수도 없고 참 곤란했다.

암의 종류와 몇 기냐에 대한 기초조사가 끝나면 마지막 세 번째 질문으로 "항암 몇 차까지 받나요?" 라는 질문이 이어진다. 대개 같은 유방암 환자라면 세부적인 질문이 연이어 이어진다. 항암약은 어떤 것을 쓰는지, 집에서는 주로 어떤 음식을 먹는 지, 어떤 음식은 피해야 하는지, 운동은 어떻게 하는 지…. 서로의 노하우를 나누기도 하고, 항암 중 고통이나 부작용을 말해주기도 한다. 이 밖에 면역주사나 비타민, 영양제는 어떤 것을 먹는 지 말하기도 하고 서로의 고충을 위로하고 위로받는다.

여전히 TV나 인터넷에서 '암'이란 말만 들어도 가슴이 철렁 내려앉는다. 다 나 들으라고 하는 소리 같고, 어디 화상 입은 듯 '암'이란 글자만 봐도 내 가슴이 후끈거린다. 무슨 정보는 어찌나 많이 쏟아지는 지, 이걸 먹으면 좋다는 건지 나쁘다는 건지 의견도 천차만별이었다. 자연치유, 대체의학 서적과 기존 현대의학서적과는 첨예하게 대립되고, 몇 권 읽고 있다 보면 정신이 어지러웠다. 나름 도움 받아보겠다고 읽다가 혼란만 가중되고 가슴만 답답하기 일쑤였다. 도대체 누구 말이 맞고, 어디다 장단을 맞추어야 하는 지 참 곤혹스러웠다.

결국 진리는 없고, 다양한 실험과 관찰만이 있을 뿐이었다. 끊임없이 발전하는 현대의학이지만 그 허점을 더 예리하게 짚어내고 또 다른 관점의 치유방법들이 계속해서 개발되고 적용되었다. 결국 선택은 내 몫이다.

몸에 좋다는 음식 너무 잘 먹어 결국은 암세포만 더 키워서 일찍 죽었다는 '카더라' 통신이 난무하기도 했다. 여기 저기 휩쓸리지 말고 기본기에 충실하자. 내 경우는 '흰쌀밥을 현미잡곡밥으로 바꾸고, 기름진 음식이나 인스턴트 식품을 멀리하고, 싱싱한 야채와 과일 등을 골고루 잘 먹자.'는 결론으로 끝냈다. 필수 추가사항으로 '더 많이 감사하고, 더 많이 웃고, 더 많이 울고 더 많이 내려놓고, 더 많이 걷자!'

 '암'이라고 지나치게 겁먹지 말고, '감기'라고 무시하지 말자. 요즘 '코로나19'를 보면 암보다 더 무섭다. 얕잡아 볼 병은 하나도 없다. 그렇다고 겁먹으면 더욱 안 된다. 병을 이겨내겠다는 의지와 작은 일에도 감사하는 마음과 유쾌한 웃음은 그 어떤 약보다 강력한 항암제, 면역력이다.

암치유
뽕치유

　항암 투병 후 거의 6개월에 한 번씩 정말검사를 받았다. 매년 1월, 8월이면 내 삶의 새롭게 세팅된 일정처럼 꼬박꼬박 검진을 받았다.　별 일 없을 거야 하면서도 혹시나 전이되거나 재발되면 어쩌나 하는 맘으로 병원을 찾았다. 어김없이 꽂기 싫은 굵은 주사바늘을 다시 팔뚝에, 때로는 종아리에 꽂기도 했다. 망각의 기억도 있지만 또 다시 찾아오는 암의 공포는 6개월마다 잊을 만하면 다시 떠오르곤 했다.
　방사선 치료 후 타목시펜이라는 항암제와 기타 비타민을 함께 먹기 시작했다. 타목시펜을 먹기 시작하자 금세 폐경기가 왔다. 마치 여성성을 상실한 듯 조금은 서운하고 묘한 감정이 들었다. 그동안 미리 사 둔 생리대는 어찌하나? 요실금 올 때를 대비해서 그냥 두어야 하나 별별 상상을 다하며, 더 이상 필요 없는 생리대를 딸 방 앞에 갖다 놓으며 들었던 묘한 마음이란.... 임신 가능 여성성을 다음세대로 바통 터치하는 느낌!

이 나이에 자녀를 낳을 것도 아닌데도 더 이상 생산능력이 없는 여성이 된다는 것이 자존심이 상하고, 살짝 아니 많이 서운했다. 중학교 때부터 시작된, 지난 30여 년 간 꼬박 매달 배앓이를 하며. 생리통을 겪었던 시간이 끝났다는 묘한 해방감도 있었지만 왠지 모를 허전함도 들었다. 허리 끊길 듯한 고통도, 묵직한 배앓이가 없어지니 편하고 좋기도 했지만 더 이상 여자가 아닌 듯한, 폐경기가 주는 묘한 이상야릇한 기분이 들었다.

그런 기분이 든 것도 잠시 서너 달, 갑자기 확 해방감과 자유가 몰려왔다. 폐경이가 아닌 완경기! 자녀도 어느 정도 키웠고 이제야 말로 제 2의 인생의 무언가 해볼 기회가 찾아왔다는 느낌이 들었다. 엄마로서 아내로서 이전에 인간 김혜경으로, 완숙한 여성으로서의 새로운 삶! 청춘의 꽃피는 아름다움은 멀어질 지라도, 꽃은 떨어지나 열매로 살아가는 삶이 내 앞에 기다린다는 생각에 기분이 전환되었다. 매달 지긋지긋하게 아파온 30년 생리통과 빠이빠이 하니 그렇게 홀가분할 수가 없었다. 생각의 한 끝 차이가 감정의 극과 극을 오가게 했다.

항암 5년차 정기검진이 끝나는 지난 여름, 그동안 잘 관리하고 애쓰셨다는 말씀과 함께 "사모님, 이제 유방 재건수술 하시죠? 의료보험도 지원되고, 안 하실 이유가 없죠?" 의사 선생님의 권유에 마음이 흔들렸다. 5년 동안은 유방 재건수술에는 관심이 없고 그냥 무사히 암 재발만 안 되기만을 바라고 여기까지 왔다. 그런데 인간의 욕심은 끝이 없는 걸까?

'그래, 인생 백세인데 이제 반 살았잖아. 아직 살 날이 많은데 다시금 잃어버린 내 가슴을 찾는 일에 도전해 볼까?' 서기 2020년이라는 딱 떨어지는 숫자와 내 나이 50이란 숫자! 괜히 무언가 새로운 걸 시도해 보는 멋진 해가 될 것 같다는 막연한 설렘이 들었다. 가족들에게 이야기했더니 '엄마가 행복하다면', '당신이 행복하고 부작용이 없다면' 모두가 찬성표를 던져주었다.

마지막 정기검진 후 6개월 뒤 2020년, 1월에 수술을 하기로 예정일을 잡았다. 그때 쯤이면 강의 비수기이기도 하고 겨울이라 수술하고 따뜻하게 푹 쉬기에도 좋을 때라는 생각이 들었다. 그리고 왠지 잃어버린 내 가슴을 찾는다는, 아니 어쩌면 평생의 콤플렉스를 극복할 수 있는 좋은 기회가 될 지도 모른다는 사춘기 소녀, 첫 브래지어를 할 때의 느낌처럼 괜스레 콩닥콩닥 가슴이 뛰었다.

다시금 수술대에 누웠다. 마취가 시작되었고 금세 잠이 스르르 들었다. 눈을 떴다. 봉긋이 예뻐진 내 가슴을 상상했다. 앗, 그러나 붕대를 푸는 순간 '어머머, 이렇게 만들려고 내가 이 고생했던가?' A컵이 C컵은 아니더라도 B컵은 기대했었다. 그러나 B컵은 웬일? A컵에서 A+ 정도? 기대만큼 크지 않아 실망이 이만저만이 아니었다. 아픈 가슴 뿐 아니라 척추에 무리가 가지 않도록 밸런스를 같이 맞추느라 반대편 가슴도 함께 수술하게 되었다. 유방복원수술이지만 이왕 복원이라면 멋지게 재건되길 바랬지만, 그저 살짝 봉긋이로 끝나버렸다. 게다가 아픈 가슴에는 빽을 넣었다.

수술하고 3주 정도 쉬면 뚝딱! 끝날 줄 알았는데 수술 이후 시작에 불과했다. 격주로 병원에 가서 조금씩 피부를 넓히는 작업을 했다. 2주에 한번 씩 식염수로 50cc 천천히 빽을 넓혔다. 그 과정이 어찌나 아프고 힘들던지... 50cc 커피 한 두 모금되는 소량인데도 조금씩 넓히는 작업이 쉽지 않았다. 그렇게 300cc 가량 피부를 넓힌 후 두 달 뒤 다시금 수술대에 올랐다. 2개월 간격으로 전신마취 수술을 했다. 코로나19 바이러스로 한창일 당시, 병원 입원도 코로나19 검사를 한 후에 할 수 있었다. 콧구멍 깊숙이 검사 도구를 찔러 넣는데 눈물이 찔끔 절로 났다. 다행히 음성 판정을 판고, 다음 날 입원했다.

이번에야 말로 모든 수술은 끝이라 생각했다. 눈을 떠보니 보조 빽을 빼고 보형물을 넣었다. 딱딱하고 아팠다. 여전히 사라진 유두는 생기지 않았다. 3개월 정도 더 피부가 적응되고 나면 만들 수 있다고 하셨다. 복원수술 후 알 수 없는 열이 계속 오르락내리락 했다. 항생제를 끊임없이 투여해서 그런지 속은 영~ 부대끼고 열만 나면 코로나19가 생각나 더 민감해지고 예민해졌다.

장난끼 많은 큰 아이는 '암치유 맘치유' 증보판 이름을 '암치유 뽕치유' 하라며 놀려대기도 했다. 아들이 장난치며 말한 엄마의 뽕치유는 그렇게 쉽지 않았다. 항암치료 만큼은 아니지만 험난하고 힘겨웠다. 암을 제거 하는 수술도, 유방을 복원하는 수술도 하나도 쉬운 게 없었다.

유방 복원수술 당시 TV에서는 '미스터트롯'이 유행했다. 트로트가 많은 이들에게 위로와 힘이 되어 주었다. 소위 트로트 치유, 뽕치유! 어릴 적 아빠의 뽕짝을 많이 들었던 나는 더 즐겁게 트로트를 들으며 나의 뽕치유에도 최선을 다했다. 최종 결승전에는 남편과 나란히 좋아하는 사람에게 실시간 인기투표도 하며 뽕치유에

제대로 푹 빠지기도 했다.

남편은 가끔 "당신은 소나타를 타지 않고 소나타를 달고 다니는 여자, 몸값 나가는 여자야!"라고 놀렸다. 뽕치유 수술비가 소나타 한 대 값과 맞먹는 비용이었다. 물론 실비보험이 있어 많은 도움을 입었지만, 항암치료 때 수술비 보다 뽕치유 수술비가 훨씬 많이 들었다. 나도 자주 아이들에게 이야기한다.

"아그들아, 엄마의 뽕치유로 엄마 몸값이 엄청 올랐거든. 앞으로 더 잘 해!"

유대인의 관습 중에는 축배를 들며 축복을 외칠 때 사용하는 말이 있다고 한다. 어려운 항암이나 항암 이상의 상처와 아픔을 뚫고 지나온 이들과 함께 나누고 싶은 말이다.

레 하임(L'Chaim)!
생명을 축하하며, 어떠한 상황 속에서도 삶을 선택하라!

세상은 아직도 36.5℃

오른쪽 가슴이 아파 수술을 하고
오른팔이 아픈 여자가 있었습니다.
그 오른팔에는 언제나 노란 밴드가 채워져 있습니다.
'Right arm save'
오른팔을 보호하라는 의료인들 간의 메시지!
이제 모든 주사 맞는 일과 힘든 일은 왼팔이 합니다.
수술시 굵은 바늘도, 혈관을 찌르는 따끔한 바늘도,
어느새 여자의 왼팔은 멍이 들기 시작합니다.

아픈 오른팔을 위해 더 많은 수고를 아끼지 않는 왼팔!
문득문득 그 왼팔이 참 고맙고 딱해 보입니다.
어쩌면 아픈 오른팔보다 더 아픈 왼팔!
찌르는 바늘도 힘든 일도 군말 없이 순순히 따라주고 내어주는
나의 왼팔!

그 왼팔은 나의 빈자리를 말없이 채워주는
사랑하는 나의 남편이자 아이들, 부모, 형제이며,
사랑하는 친구와 성도들입니다.
어쩌면 나보다 더 아플 그들에게
때로는 투정도 부리고 아프다고
유세도 떨지만 그들 역시 아픈 맘, 무거운 짐을 대신 지고 가는
소중한 사람들입니다.

아픈 오른팔이 빨리 회복되게 해 달라고 기도드리지만,
대신해서 궂은 일 다 하는
소중한 나의 왼팔도 넉넉히 잘 버티고
이겨내도록 응원하며 기도합니다.

 오른쪽 유방암 수술로 오른팔을 조심해야 했다. 그 바람에 병원 가면 늘 왼팔이 고생이다. 왼팔이 주사 맞고 피 뽑히고, 무거운 물건도 고스란히 왼팔의 몫이었다. 문득 수술한 오른팔도 수고가 많지만 멀쩡한 왼팔의 수고도 참 많았다.
 남편은 아내의 빈자리, 엄마의 빈자리, 동역자의 빈자리가 적지

않았을 텐데 단 한 번도 싫은 내색 없이 산처럼 그 자리를 지켰다. 때로는 너무 독하다 싶을 정도로, 남편의 내공을 진작부터 알았지만 투병생활을 통해 더 실감나게 느꼈다.

항암 후 일주일간은 너무 몸이 힘들었지만 다음 항암까지 남은 2주간은 몸이 그런대로 견딜 만 했다. 곧잘 우리 가족은 가족나들이로 오락실을 자주 찾았다. 시간적 여유가 있으면 영화도 같이 보고, 그 영화관에 딸린 오락실에서 즐겨 놀았다. 먼 곳으로 여행 나가며 추억을 쌓기에는 시간도, 여유도 없었지만 오락실은 언제나 우리 가족에게 새로운 추억과 재미를 주었다. 누구하나 뭐라고 말하지 않았지만 행여나 우리 모두가 함께 할 시간이 얼마 남지 않았다면 어떡하나? 은근한 두려움에 오히려 함께 웃고 즐기는 오락실로 자주 집을 나섰다. 평생 들락날락했던 오락실 횟수보다 단 몇 개월 사이 찾은 횟수가 훨씬 더 많았다.

목회자 가족이 오락실을? 어떤 이는 안 좋은 시선으로 볼 수도 있지만 우리 가족은 남의 시선에 구애받지 않을 정도의 뚝심으로 당당하게 게임을 즐기며 행복을 만끽했다. 게다가 남편의 오락솜씨는 가히 아이들의 눈을 휘둥그레 하게 만들 정도였으니······· 총잡이 한번으로 죽지 않고 끝까지 가는 사격실력이나 추억의 테트리스 500원을 넣고도 30분 이상 하는 저력을 보여주었다. 아빠의 순발력과 재치에 다들 환호했다. 나도 언제나 몇 판 못 넘기는 테트리스 게임이었지만 추억을 떠올리며, 현재의 추억을 쌓으며 작은 행복을 누렸다.

테트리스에 이어 핑퐁게임을 즐겨했다. 주로 4인용 복식 대결하는 게임이다. 탁구대처럼 생긴 널찍한 게임판에 작은 손잡이로 플라스틱 칩을 튕겨 서로 상대편 홈에 많이 집어넣는 경기였다. 남자 대 여자로 경기하기도 하고, 부모 대 자녀 팀으로 경기하기도 했다. 엄마와 아들, 아빠와 딸 팀 등 다양한 편을 만들어 게임을 했다. 어설픈 아이들 실력이 갈수록 늘었다. 나중에는 아이들의 실력이 훨씬 좋았다.

사춘기 아들, 스스로 중2병을 앓고 있다고 건드리지 말라고 큰소리 치는 아들은 항암치료 동안 몇 가지 명언을 남겼다. 조직검사 후 결과를 기다리는 동안 초조한 내 모습을 본 아들이 학교 갔다 와서 한마디 툭 던졌다.

"엄마, 이제 더 이상 혼자 힘들어 하지 마세요. 힘들면 힘들다고 말씀하세요. 우리는 가족이잖아요." 사춘기 아들이 내뱉는 한마디

말이 크게 위로가 되었다. 겉은 반항기 가득한 중2병 소년이지만, 속정이 깊고 따뜻한 아들이었다. 게다가 온 가족이 둘러 앉아 어쩌다 치킨을 시켜 먹을 때

"엄마는 이제 기름기 있는 음식 먹으면 안 돼. 엄마 몫까지 맛있게 많이 먹어." 하면 다른 가족들은 그런 가 보다 하고 배달된 치킨에 일제히 모두 시선과 손 가기가 바빴다. 이날 아들이 얼른 닭다리 하나를 집어 들었다. 갑자기 껍질을 요리조리 벗겨 내더니 나에게 불쑥 내밀며 말했다.

"기름기 다 걷어내고 살코기만 있으니까 엄마 이거 먹어. 같이 먹어야 맛있지~" 일순간 자기 먹기에 바빴던 남편과 딸이 치킨 한 조각 입에 물고 있다가 살짝 미안해하는 눈치였다.

아들 하나 키우기가 세상 그 무엇보다 힘든 일이라 생각한 적이 있었다. 그 아들 때문에 눈물 콧물 흘린 일이 얼마던가? 어느새 나를 힘들게만 한다고 생각했던 아들이 부쩍 자라서 어느 누구보다 큰 위로와 힘이 되어 주어 가슴 뭉클했다.

고마운 분들은 우리가족 뿐만이 아니었다. SNS로만 서로 정을 나누던, 생전 얼굴 한번 보지 못한 분이 백 만원을 보내 주시기도

하셨다. 게다가 내 생일날에 맞춰 갖가지 음식들을 택배로 보내주셔서 아주 특별한 사랑을 받았다. 그분은 우리 엄마뻘 되시는 분, 늘 자칭 '촌할매'라 하시지만 시와 꽃을 사랑하시는 마음 고운 분이셨다. 암 걸리기 전부터 딸처럼 생각하시고 멀리 여행가시면 내 선물까지 챙겨서 택배로 보내주시기도 하셨다. 자칭 내 마음의 카친1호님이셨다.

어떤 분은 좋은 책 많이 읽고 좋은 글 많이 쓰라 하시며, 때마다 책을 선물로 보내주시기도 하셨다. 내가 입원한 명지병원 병실로 책이 배달되기도 하고, 맛있는 초콜릿을 택배로 보내 주시기도 했다. 그 밖에 기운 내라고 적절한 타이밍에 예쁜 꽃바구니 깜짝 선물로 감동의 눈물을 흘린 적도 있었다.

또 다른 카친이자 어린이집 원장님이신 김전도사님은 인근 볼일로 오셨다가, 일부러 병원에 들러 처음 보는 나를 꼭 안아주셨다. 몇 년 전 전도사님도 유방암으로 이후 설암 등 여러 암으로 투병 생활하신 분이셨다. 그 마음을 알아서일까? 처음 보는 분이신데도 그냥 한없이 따뜻하고 좋았다. 안아주시며 뜨겁게 기도한 순간이 아직도 생각난다.

"갑자기 오느라 선물도 준비 못 했어요. 지금 현금이 없는데, 요 아래 매점에 카드로 미리 선불 지불했으니 병원생활 틈틈이 필요한 거 갖다 쓰세요." 현금이 없으시면 그냥 음료수 하나 카드로 사서 갖고 오셔도 충분히 감사한데, 필요한 대로 매점에서 갖다 쓰라하시며 세심한 배려를 해 주셔서 더욱 감사했다.

한 친구는 대출금 갚기 위해 적금을 해약하면서 선뜻 백만 원을 만원 지폐 한 장 꺼내듯 가벼운 마음으로 내게 건네주었다. '나에게 혜경이 너는 그런 친구'라 하며 정성껏 쓴 편지와 함께 수표 한 장 전해 주고 갔다. 결코 넉넉지 않은 상황 가운데 건네준 친구의 사랑임을 알기에 더욱 눈시울이 뜨거웠다. 또 어떤 친구는 책 선물을 보내며 책갈피 사이마다 신사임당의 얼굴을 자주 보여주기도 했다.

일일이 다 표현하지 못해 죄송한 마음이지만, 아~ 주위에 참 고마운 사람들이 많구나! 내가 인복이 많구나! 새삼 감사한 시간이었다. 하늘의 창을 열고 흘려보내시는 그분의 사랑을 참 많이 누렸다.

세상은 날로 흉악하고 부모 자식 간에도 칼부림이 나며, 인성이 점점 메말라가는 시대! 그런데도 작은 개척교회 사모 하나에게 베푸신 주님의 사랑과 은혜는 너무도 컸다. 끊임없는 위로와 격려, 그 사랑에 순간순간 너무 감사해서 많이 울었다.

세상은 아직도 36.5℃! 이제는 받은 사랑 나누는 자가 되고 싶다. 나도 상처 입은 치유자가 되어 누군가를 위해 두 손을 꼬옥 잡아주고, 따뜻한 가슴으로 토닥토닥 안아주고 싶다.

새벽 산책길

암 투병 후 가장 시급한 일은 다시금 나의 체력을 키우는 일이었다. 육체보다 마음이, 영혼이 중요하다 생각했는데 그건 나의 착각이었다. 몸도 마음도 영혼도 모두 소중한, 주님이 주신 소중한 선물이다. 전과는 다른 방식으로 살아야했다.

무조건 참았으면 무조건 참지 말고, 감정을 표현하고, 마음만큼 몸의 소중함을 알고 아껴주기로, 남을 배려하는 것도 좋지만 나 자신을 사랑하는 법도 배워가기로 했다.

매일 새벽기도를 다녀오면서 동네 뒷산을 한 바퀴 돌았다. 산책의 기쁨을 맛본 것도 암 투병 이후였다. 당장 내가 해야 할 일은 없었다. 그저 뭐라도 해야 하는데 마음처럼 몸이 그렇게 따라 주지 않았다. 항암의 후유증은 여전히 있어서 쉽게 피곤해지고, 어느 순간 급 피곤이 몰려오는 순간도 종종 있었다.

지하철을 타고 가다가도 갑자기 어지럽고 숨 멎을 듯한 고통이 오기도 했다. 얼른 아무 역에 내려 빈 벤치에 잠시 앉았다 숨 고른

후 다음 열차를 이용해야했다. 떨어진 체력을 높이기 위해서는 갑작스런 운동보다 가볍게 걷는 산책부터 시작하기로 했다.

우리 동네 산책길 끝에는 작은 숲길로 이어진다. 길따라 걷다보면 어느새 이마에 방울방울 땀이 맺혔다. 맥박은 빨리 뛰고 숨도 헐떡였지만, 내가 아직 살아있구나! 심장이 빨라지는 두근거림이 나쁘지 않았다. 산길 따라 쭈욱 걷다보면 나만이 지정한 종작점이 있다. 다소 평평한 산 중턱에 누군가 낡은 의자 몇 개와 훌라후프, 줄넘기도 나뭇가지에 걸어놓았다.

그 산 속 휴식터에 이르면 왠지 모르게 기분이 좋아졌다. 송글송글 땀방울을 식혀주는 산바람의 시원함, 내가 살던 산 아래 동네와는 다른 산소 가득한 청량함, 맑고 깨끗한 공기, 산 그 자체가 주는 치유의 힘을 느꼈다. 자연은 최대의 영육의 치유제이다. 하나님 만드신 장엄한 산과 바다, 폭포와 계곡, 일출과 일몰, 이름 모를 작은 들풀에도 그들만의 치유의 능력을 지니고 있다.

산 속 홀로 가만히 땀방울을 식히며 열심히 걸어 올라와 준 두 다리에 감사를 표하며 잠시 쉼의 선물을 준다. 낡은 의자에 호흡을 가다듬고 눈을 감아본다. 어디선가 들려오는 산새 소리, 그저 아는 건 뻐꾸기 소리 밖에 없지만, 여러 다양한 종류의 새 소리가 들려온다. 음이 묵직하게 긴 소리, 짧고 높은 소리, 아이 같은 소리, 몸집이 크게 느껴지는 소리, 작고 앙증맞은 소리.... 저마다 자기 소리를 갖고 지저귀며 묘한 조화를 이룬다. 누가 누구를 통제하지도 않는다. 시끄럽게 굴지 말라고 고함치는 소리도 없다. 저마다의 목소리로, 자신이 내고 싶은 만큼, 자신의 존재를 맘껏 드러내며 산 이곳저곳을 누빈다.

 산길 따라 핀 이름 모를 풀꽃들은 어찌나 그리 예쁜 지...... 꽃집에서 볼 수 없는, 선물 받은 한 아름의 꽃다발에서는 좀체 드러내지 않는 들꽃들이 저마다의 향기와 색깔과 모양으로 시선을 이끈다. 그런 녀석들은 크게 보여 주지도 않는다. 조심스레 숨 죽이고 한발 가까이 가서 가만히 들여다 보아야 그제서야 자신의 존재를 발한다. 작고 귀여운 몸짓 속에 화려함과 오묘함, 단정함이 찬찬히 들어온다. 들꽃들의 매력에 빠져 뒤늦게 오래 전에 읽은 황대권님의 〈야생초 편지〉책을 뒤적이며 들꽃이름과 유래를 찾아보는 습관도 생겼다. 다른 장소도 아닌 교도소에서 야생풀 하나 하나를 관찰하며 쓴 글은 남다른 강인한 생명의 의지와 성찰을 엿볼 수 있었다.

조금 높이 산을 오르면 우리 동네가 옹기종기 한 눈에 들어온다. 큰 집, 작은 집이 구별되지 않는다. 그저 집이다. 오십보 백보 같은 인생들, 그럼에도 늘 아옹다옹 무언가 더 가지기 위해, 무언가 더 이루기 위해 아등바등 살아온 인생들이 보인다.

암이란 녀석을 만나면서 가장 큰 유익 중 하나는 존재의 고마움, 조금 덜 집착하게 되는 마음의 여유를 배운 것 같다. 물론 아직도 내 욕망과 욕심은 한없이 커서 스스로를 힘들게 한다. 더 이상 비교의식으로 사는 어리석음을 갖지 않겠다고 말하면서도 쉽게 비교하고 판단하는 못된 습성은 버리지 못했지만, 놀랄 일도 덜 놀라고 다 그럴 수도 있지 하며 한걸음 여유도 생겼다.

웰 빙의 시대, 웰 다잉도 중요해진 시대! 유럽에는 죽음을 이야기 하는 죽음 카페가 생겼다는 이야기를 들었다. 감추고 부정적인 죽음이 아니라 누구나 맞게 되는 죽음, 암을 마주하며 생의 또 다른 얼굴인 죽음에 대해 편히 말하고 준비하는 분위기가 오히려 인생 백세 시대를 사는 우리에게도 필요하다. 죽음을 이야기하다보면 결국 지금 살아있는 삶을 어떤 자세로 어떻게 살 것인가를 보다 진지하게 생각해 보게 되는 계기가 된다.

새벽 산책길에 오르며 나 혼자, 아니 주님과 조용히 대화를 나누며 거니는 산길은 다른 어떤 즐거움이 주는 기쁨 보다 컸다. 어제 보다 하루 더 자란, 누군가 정성스레 가꾸어 가는 텃밭의 변화를 살펴보는 것도 큰 즐거움이었다. 풀밭 사이 다양한 벌레가 기어가는 모습도, 이른 아침 가녀린 풀줄기에 이슬이 방울방울 사이좋게 맺힌 모습도 곧 사라질 이슬이 물방울 보석처럼 더 귀하고 값지게 다가왔다.

명지병원에서 치료받는 동안 몇몇 환우들과 '고운빛 중창단' 활동을 했다. 예술치유센터에서 음악치료사 선생님들이 헌신해 주셔서 암 환우들의 중창단이 생겼다. 음악치료의 힘을 믿고 서로를 격려하는 소중한 모임이었다. 방사선 치료까지 모든 치료를 마치고 드디어 우리가 로비 음악회의 주인공이 된 것이다. 로비에서 열린 '고운빛 중창단'의 무대! 그동안의 고단한 치료를 무사히 마친 나를 위한 음악회처럼 가슴이 벅찼다. 멋진 타이밍에 베푸신 또 하나의 선물을 기쁘게 받아들였다. 그날 우리가 부른 '여유 있게 걷게 친구' 노래 가사말이 너무 좋아 늘 흥얼거리며 다녔다.

여유 있게 걷게 친구 그 길을 따라서 걸어갈 때

내일 일어날 일들을 걱정하지 마요 오늘로 충분하니까

여유 있게 걸어가며 사람들의 말 들어보아요

꿈보다 더 큰 삶에서 뜻을 찾아봐요

우리의 모습을 찾아요 날마다

매일 아침 떠오르는 저 태양 바라보며 새날을 감사해요

시간 따라 찾아봐요 혼자서 할 수 있는 일을

생각해요 친구 그 일들을 놓치지 마세요

기회를 잡아요. 인생이란 만드는 것

시작해요 날마다 신나게

기회 올 때 새롭게 시작해 봐

믿고 하면 꼭 승리할 수 있어

높은 야망 하늘까지 열성 다해 꼭 이루세요

생각해봐 친구 그 일들을 놓치지 마세요

기회를 잡아요 인생이란 만드는 것

시작해요 날마다 신나게

새로운 삶 날마다.

예술치료

가정사역 전문기관인 하이패밀리에서 가정사역 공부를 한 지 여러 해 지났다. 그곳에서 훈련받은 프로그램으로 아내행복교실, 천국준비교실, 사춘기준비교실 등 다양한 프로그램을 공부하고 교회 목회 현장에 적용하기를 애썼다.

그 중 '러빙유'라는 탁월한 치유세미나를 접했다. 여러 가지 마음의 상처와 아픔을 가진 여성들을 치유하고 회복하는 프로그램이다. 지금까지 여러 가지 세미나를 접해 보았지만, 내가 맛본 프로그램 중 가장 탁월한 세미나였다. 아니 세미나라기보다 행복힐링캠프 그 자체다.

그곳에서 많은 아픈 여성들을 만났다. 엄마로서 아내로서, 때로는 싱글 맘으로, 사모로서 고단한 현실 속에 지쳐 기도조차 할 수 없는 여인들이었다. 3일 내내 마음껏 울고, 배꼽 빠지도록 웃을 수 있는 시간, 막힌 감정을 뚫고 삐뚤어진 생각들을 새롭게 하고, 주님 주신 몸을 통해 자신만의 동작으로 하나님께 드려지는 치유의 현장이다. 내가 먼저 치유를 경험하고 해마다 스텝으로 도우며 함께 그 회복의 기쁨을 맛보았다.

방사선 치료를 끝낸 선물로 러빙유를 찾았다. 언제나 있는 그대로의 내 끼를 발산할 수 있는 러빙유가 참 좋다. 아픔이 별이 되며, 슬픔을 춤으로 바꾸게 하는 소중한 시간! 주님이 주신 가장 강력하고도 정직한 몸을 이용해 온몸으로 찬양하며 춤추며 말씀 안에 나를 들여다보는 시간! 행복의 주인공으로 나를 찾아가고, 그 어떤 껍데기나 가면의 내가 아닌, 있는 모습 그대로의 하나님의 연인으로 회복케 하시며 "내 양을 먹이라"는 주님 주신 사명을 다시 한 번 확인하고 다짐하게 했다.

항암 치료후 미주 러빙유를 두 번이나 참여한 것도 내게는 특별한 시간이었다. 미국의 한인교회 초대로 원장님을 비롯 10여 명의 스텝들이 함께 워싱턴 D.C 인근 아름다운 장소에서 미주 러빙유를 펼쳤다. 마약, 도박, 정신분열증 등 한국 러빙유와는 또 다른 아픔을 안고 사는 이들, 이민사회 여성들과 함께 울고 웃으며, 자신조차 인식하지 못했던 감정의 아픔들을 인지하고 쓴 뿌리를 녹

여내는 시간들… 여느 때보다 치열한 영적전투였지만 '주님이 하셨습니다' 고백하며 세계의 중심부라 불리는 그곳에서 하나님 나라를 선포하고 감춰진 가면이 아닌 자유로운 영혼으로, 주님이 지으신 형상으로 회복되어가는 현장을 경험했다.

 3일간의 러빙유 세미나 이후에는 워싱턴 자연사 박물관과 미술관, 룰레이 동굴, 아미쉬 마을 등 주변 지역도 관광하며 생각지도 못한 보너스 삶을 살다니 내내 감사한 마음이 들었다. 내 생명을 살릴 뿐 아니라, 이제는 전 세계로 아파하는 영혼들을 위해 기도하며 돌보는 일에 불러 주심에 감사드렸다. 특별히 내 생에 처음 본 반딧불의 춤과 전 스텝들이 함께 호숫가에서 온 몸으로 비를 맞으며 춤추던 기억은 세포 하나하나가 살아있음을 느끼게 해 주었다.

 '암'만 암이 아니다. 우리 인생길에 암처럼 내 몸을 깊숙이 파고 들어 누구에게도 말하지 못할 암적인 고통들이 불쑥 찾아온다. 더 이상 혼자 아파하지 말고 묻어두지 말고, 가장 정직한 내 몸이 울기 전에 안아주고 달래주자. 돌아보면 나도 남들에게 말하지 못한 나만의 아픔이 있었다. 그 아픔과 스트레스가 쌓여 '암'이란 녀석이 침투해서 일순간 내 모든 것을 정지시켰다.

　예술치료는 암 환자에게만 필요한 것이 아니다. 일상을 살아가는 이들에게도 미연의 방지와 예방으로서도 충분한 가치가 있다. 음악, 미술, 문학, 무용, 연극, 모든 예술적 행위는 탁월한 치유제가 된다. 예술치료란 음악, 미술, 문학, 춤 등 다양한 예술 활동을 통하여 환자의 심신을 포괄적으로 돌보고 삶의 질을 향상시키는 요법이다. 특별히 암 환우들에게는 여러 가지 통증이나, 구토, 피로감, 혈압, 맥박 등 신경계의 불균형을 예술치료를 통해 활성화 혹은 이완시키며 자율신경계의 균형을 잡아주는 역할을 한다. 감성을 터치하는 다양하고 즐거운 예술 활동을 통해 엔돌핀이나 세로토닌 등 우리 인체의 면역력을 높이는 효과도 가져온다. 예술치료의 효과는 여러 논문으로도 입증되는 추세다.

　예술치료는 독한 항암제가 줄 수 없는 정서적인 지지와 불안과 우울, 긴장을 감소시키며, 더 나아가 살아야 하는 이유와 어떻게 살아야 하는지에 대한 통찰도 준다. 이러한 예술치료를 통해 자기이해와 성장, 자기표현, 삶과 죽음에 대한 의미회복과 타인과의 관계를 성찰하여 용서와 화해로 육신의 건강과 더불어 정서적으로는 건강한 삶을 살아가도록 돕는다.

　항암치료 후 명지병원의 예술치유센터에서 문학치료사로 잠깐 봉사했다. 공감되는 마음의 시구 한 구절은 우리 삶을 지탱하며 삶의 의미를 던져주는 화두가 되기도 한다. 내가 살아야 할 이유를 찾게 해 주기도 한다. 대부분 암 환자를 만났다. 암과의 만남을 경험한 나로서는 암 환우분들을 대하는 느낌이 남다르다. 앞서 경험하게 하신 것도 하나님의 섭리가 있음을 알고 매주 봉사갈 때마다 기도하는 마음으로 길을 나섰다.

　무슨 암 종류는 그리 많은지, 매번 갈 때마다 다양한 종류의 암 환우들을 대했다. 세상과 단절하여 내가 어쩌다 이런 병에 걸렸나? 자책하며 암보다 더 무서운 외로움과 고통 속으로 스스로를 가두는 분도 계셨다. 한동안 우울증으로 시달렸지만 조금씩 자신의 상황을 편안히 인정하고 적극적으로 치료를 받는 분도 계시다.

　예술치료라는 도구를 통해 몸뿐만 아니라 마음, 정서, 영적으로도 더욱 건강하고 삶의 질을 높이며, 균형 잡힌 건강한 삶을 꿈꾼다. 암 바이러스 대신 이제는 한 줄기 따사로운 푸른 햇살과 희망을 전하는 해피바이러스 강사가 되고 싶다.

3부

눈물은 사명이 되고

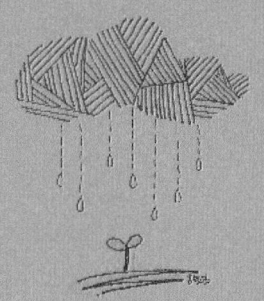

암 환자가 되어 숨고르기를 당하며,
되돌아본 내 삶의 발자취들
초스피드 결혼과
초보엄마 좌충우돌 육아 이야기
눈물은 사명이 되고,
아이를 통해 겸손히 부모교육의 배움의 길로...
선천적 기질검사와 다중지능교육
고양시 도농지역에 자리잡은 에벤에셀교회
작지만 강한 교회,
하나님 기뻐하시는 가정과 교회를 세우길 꿈꾸며
고난도, 꿈도 진행 중...

사모가 아닌
아내를 구하러 온 남자

청년시절, 산업연수기관에 입사하여 전국을 다니며 직접 기업체 본사로 들어가서 교육을 하기도 하고, 인근의 호텔이나 콘도, 우리 회사가 경영하는 자체 연수원에서도 교육을 했다.

구미에 있는 삼성전자, LG, 울산의 현대자동차, 거제도의 삼성조선, 대우중공업, 대우정밀 등 굵직한 대기업과 전국 각지 병원, 공무원, 백화점, 건설업 등 각종 다양한 현장의 사람들을 만나며 짧게는 1박2일, 길게는 5박6일 간의 교육을 진행했다.

한번은 우리집에서 그리 멀지 않은 팔공산에 있는 청소년 수련관에서 한 기업체 직원들을 교육할 때였다. 때마침 그 청소년 수련관 옆에는 내가 다니던 교회의 장로님이 운영하시는 '무학산 기도원'이 있었다. 기업교육 후 기도원에 가서 기도도 하고 그곳에 계신 김순도 장로님 내외분과 무척 친하게 되었다. 교회에서는 그냥 인사만 하는 정도였는데 매일 출퇴근하나 보니 장로님도 친손

녀처럼 예뻐해 주시고 내 삶의 문제도 같이 공감해주시고 기도도 많이 해 주셨다.

장로님을 뵐 때마다 예수님을 꼬옥 닮은 분이란 생각이 들었다. 한없이 온화하시면서 진리에 대해서는 단호하신 분, 어린 아이 눈망울을 닮으신 분, 평생 예수님처럼 사셨고 예수님처럼 기도하신 분이셨다. 팔순이 넘은 연세에도 젊은이들과도 소통이 잘 되고, 치킨이나 햄버그도 곧잘 즐겨 드셨다. 내 삶의 장래문제나 결혼문제도 종종 장로님과 상담하고 이야기 나누었다. 매일 기도원에서 드리는 가정예배에 어느덧 나도 한 가족이 되어 참석했다. 장로님 곁에서 듣는 성경말씀은 너무 달고 오묘했다.

십 구세 나이로 장로가 되셨고, 평생 장로의 신분으로 우리나라 곳곳을 돌아다니며 천여 차례나 부흥회를 인도하시고, 말씀을 전하셨다. 권사님도 내가 가면 반갑게 맞이해주시고 정성껏 밥을 지어 주셨다. 설거지를 하려고 하면 언제나 말리시고, 장로님과 대화 나누라며 늘 자리를 내어주셨다.

친할아버지, 친할머니 보다 더 깊은 정이 쌓였다. 장로님이 아픈 환자들이나 성도님들 심방을 가실 때면 내 차로 장로님을 모시고 함께 심방길에 올랐다. 지금 생각하면 그 모든 일이 사모되기 위한 하나님의 맛보기 섭리가 아닐까 싶다.

그러던 중 어느 날 장로님께서

"혜경이, 이제 나이 서른인데 결혼해야지. 선 함 봐라!"

"네? 선이라고요?" 대학시절 미팅도 몇 번하고, 첫사랑과 10년이란 긴 시간 연애도 해 봤지만 맞선은 처음이었다. 그 단어조차 낯설게 여겨졌다. 더구나 남자친구랑 헤어진 지 두 달도 채 지나지 않았다.

상대는 장로님의 서른 중반의 외손주 노총각 목사라고 하셨다.

"뭐 목사님요?" 고등학교 시절 이후 내 신앙은 부모님의 온갖 반대에도 불구하고 갖은 핍박을 이겨내온 신앙이었다. 하지만 내 남편을 목사님으로 맞이할 생각은 단 한번도 없었다. 낯선 단어였다. 평생 평신도 지도자로 멋지게 하나님 앞에 살고 싶었다. 사회에 빛과 소금의 역할을 하며, 지금 일하고 있는 기업체 강사로서 꿈을 다져나가며 멋지게 세상을 향해 나가리라는 꿈에 취해 있을 때였다.

때마침 기업체 연수원에서 일을 하다 보니 더 전문성이 필요했다. 낮에는 직장을 다니고, 저녁에는 교육대학원 상담심리학과에 입학해서 나름 학업에 재미를 붙이고 있었다.

그러나 맞선을 제의하신, 세상에서 가장 존경하고 따르는, 내 인생의 멘토되신 장로님 말씀에 싫다고 거부할 수가 없었다. 게다가 상대는 장로님의 친 외손주가 아닌가? 목사라는 말에는 싫었지만 장로님의 외손자라는 말에는 호감이 갔다.

어렵게 혼자서 신앙생활 했기 때문일까? 배우자를 향한 내 꿈은 대대로 잘 믿는 믿음의 가문과 결혼하고 싶다고 기도를 했었다. 일단 장로님의 일가친척이 되는 것만 해도 참 기분 좋은 상상이었다.

'나를 너무 아끼시는 장로님의 권유인데, 그것도 친 외손주라는데 일단 선 한번 보지 뭐. 근데 왜 하필 목사님이래? 싫으면 말고, 억지로 되는 일은 아니니까. 거절하기도 너무 죄송하고…….' 사랑의 아픔도 잊고 오로지 대학원 공부와 직장 일에 매진하리라 다짐했다. 그러나 그날 첫 맞선은 내 삶의 모든 것을 바꾸었다.

서울에서 내려온 한 남자와 그의 어머니, 그리고 우리 아버지와 나, 김순도 장로님 내외분, 그렇게 마치 맞선 첫 날이 상견례처럼 거창하게 진행되었다.

"하나님 아버지, 오늘의 이 두 청년의 만남이 이삭과 리브가처럼 순전히 이루어지게 하시고…… 예수님 이름으로 기도합니다.

아멘!" 장로님의 우렁찬 기도소리와 함께 첫 맞선 장소에서 첫 기도가 선포되었다. 아, 그 기도 때문일까? 어른들과 서로 인사를 주고받고 단 둘이 남았다.

대뜸 내가 한마디 했다.

"제가 장로님을 무척 좋아해서요, 그냥 어른 말씀에 거절할 수 없어 여기 왔거든요. 저는 단 한 번도 제 인생에 사모가 되리라는 생각은 못했어요."

키는 작지만 다부진 인상의 서울남자가 중저음의 정갈한 목소리로 내 이야기를 되받아쳤다.

"오늘 제가 이 자리 나온 것은 사모를 찾으려 나온 것이 아닙니다. 저는 제 아내를 구하러 여기 왔습니다."

간단명료하게 한마디 하는데 뭔가 띵~ 한 대 맞은 느낌이었다. 그리고 나에게 다시 한마디 했다.

"당신은 설탕 커피같은 여인인가요? 프림 커피같은 여인인가요?"

이건 또 무슨 풍딴지같은 소리인가? 설탕 커피는 커피의 색을 바꾸지 않고 말없이 자기희생을 하며 녹아드는 사람을 뜻하고, 프림 커피는 커피의 색 자체를 바꾸는 자기 색이 강한 사람을 뜻한다고 했다.

"저요? 저는 둘 다 갖고 있는 여자예요." 단호하게 이야기했다. 희생해야 할 때는 말없이 전적으로 희생하지만, 내 색깔을 분명히 나타내야할 때는 목숨 걸고라도 내 소리를 내는 사람이라고 했다. 그는 말없이 열심히 내 이야기를 들어주었다.

그리고 곧장 단 한마디로 상황을 종결시켰다.

"우리 결혼하죠"

"네?"

아니 만나자마자 어른들 떠나시고 채 5분도 지나지 않았는데 이건 무슨 드라마 같은 이야기인가? 너무 황당해서 두 눈 동그랗게 뜨고 "네?" 라고 놀라서 물었는데, 경상도 내 억양을 아무리 높여도 낮게 들렸는지 그는 "네~~" 라는 오케이 사인으로 착각했다. 그리고 다음 이야기를 계속 이어갔다.

레스토랑 테이블 한쪽에 놓인 냅킨에 볼펜 하나를 꺼내 들더니 삼각형 모양을 하나 그려놓고, 결혼의 삼각형 원리를 설명했다. 앞으로 우리가 이룰 가정에 대한 꿈에 대한 설계도도 쫘악 펼쳐 놓았다. 가정신문을 만들자는 이야기, 혹 강간을 당하더라도 남편에게 숨기지 말고 이야기를 해야 한다는 둥… 다소 어이없는 내용도 있었지만 나도 모르게 점점 이야기에 빠져 들었다.

'나름 나도 연애경력 화려한데 이 사람은 뭐지? 목사님 맞아?' 뭔가 정신을 바짝 차려야 한다는 생각을 갖고 있으면서도 서로 몇 년간 만나온 사람처럼 낯설지 않고, 대화가 자연스럽고 즐거웠다.

"취미가 뭐예요?"

맞선이 처음이라 어리둥절하지만 나도 무슨 질문을 먼저 던져 봐야지 하고 툭 나온 말이었다.

"전 사진 찍기가 취미입니다."

그러고 보니 그날 맞선 자리에도 카메라를 둘러메고 나왔다.

"어머, 저는 사진 찍히기가 취미인데..."

결국 그 레스토랑을 나설 때 우리는 마치 오랫동안 사귄 연인으로 변신했다. 이날 가야할 대학원 수업도 까맣게 잊은 채. 때마침 밖에는 가을비가 부슬부슬 내렸다. 각각 챙겨 온 우산 대신 하나의 우산만 펼쳐 든 채 두 사람이 나란히 팔짱을 끼고 거리를 거닐었다. 그 길로 첫 만남 기념사진이라며 천 원짜리 지폐 세 장을 넣고 기계 안에 나란히 머리를 맞대고, 활짝 웃는 청춘남녀의 포토 사진을 찍었다.

초스피드 결혼

첫 맞선을 보고 헤어지는 날, 그는 우리집 앞까지 바래다주었다. 그리고 말했다.

"한 달 뒤에 결혼하죠! 오늘이 10월 2일이니까 빼빼로 데이, 11월 11일 토요일 딱 좋네요!"

"네?" 또다시 머리가 띵했지만 이상하게 기분이 나쁘지 않았다.

"아니, 이건 너무 빠른 것 같은데요. 서로에 대해서도 잘 모르고, 일단 6개월간 사귀는 걸로 해요."

"아, 서울과 대구, 만만치 않은 거리예요. 6개월 후면 변수가 너무 많아요. 그냥 결혼하죠. 6개월 사귈 것 같으면 여기서 끝내고요. 한 달 뒤에 결혼합시다. 난 혜경 씨가 싫은 구석이 없어 좋아요. 싫은 것이 없다는 것은 굉장한 것이거든요."

'뭐, 이런 남자가 다 있나? 좋아한다는 것도 아니고 그냥 싫은 구석이 없다니.' 어이없으면서도 화끈한 것이 남자답고 좋았다. 게다가 한마디 더 했다.

"10년 사귄 남자랑 최근에 헤어졌다고 들었는데 그것도 마음에 듭니다. 10년 사귀면 억지로 결혼하기도 하는데 그럴 때라도 헤어질 수 있는 결단력! 제가 결정하기 어려울 때 아내로서 결정적인 도움이 되어줄 것 같아 아주 좋아요."

이미 장로님으로부터 내 개인적인 상황까지 다 파악했는지 거침없이 이야기했다. 나는 내 연애경력을 알면 모든 남자들이 싫어할 거라는 고지식한 생각을 했다. 지금은 인생을 살다보니 생각이 많이 달라졌지만, 그 때만 해도 내 10년의 연애사를 종결지으면서 내 인생에 다시는 사랑은 없다고 생각했다. 사랑도 할 만큼 했고, 미련도 없고, 그냥 내 꿈만을 좇아 사는 것이 차라리 속편하다고 생각했다.

그런데 내 앞에 혜성처럼 나타난 목사라는 이 남자는 언제 내 상황을 다 파악했는지, 내가 과거에 누구를 만났던, 얼마를 사귀었던 아무 문제없다고, 아니 오히려 경력자가 더 좋다고 한 술 더 뜨는 것이 아닌가?

연애사를 종결지으면서 곧장 기도원가서 하나님께 울며 기도했다. 직장에서는 능력 있는 여직원으로, 뒤늦게 시작한 대학원 공부에서는 총명한 학생으로 인정받았지만 당시 우리 집안 문제도

첩첩산중, 내 개인적인 삶도 꽉 막힌 듯 했다. 내 결혼문제를 함께 고민해 줄 만큼 우리집 사정은 좋지 않았다. 내 연애사를 함께 아파해 줄 그럴 여유가 없었다. 나 혼자 아파하고, 나 혼자 해결해야 했다. 올려다 볼 것은 오직 하나님 밖에 없었다. 그럴 때마다 장로님이 해 주신 말씀이 있었다.

"혜경아, 지금껏 기도한 것이 허공으로 가는 게 아니다. 네 가정의 일도, 네 결혼 문제도 하나님이 다 알고 계신단다. 네게 가장 맞는 배필도 주실 거다. 그것도 사람이 생각지도 못한 가장 아름다운 때에, 가장 아름다운 방법으로, 순적하게 인도하실 거다. 선하신 하나님을 끝까지 믿어라!"

가정의 어려움과 청춘의 이별이란 아픔 앞에 내게 믿음의 아버지로 위로해 주시고 다독여주셨다. 장로님의 말씀대로 하나님은 생각지도 않은 때에 새로운 만남을 주선하셨다. 제일 먼저 연애를 시작하고 누가 봐도 베스트 커플이라고 소문났던 내가, 어느 날 갑자기 첫 사랑과 헤어지고 내 앞에 나타난 새로운 남자, 그것도 목사와 초스피드 결혼을 하는 영화 같은 일이 벌어졌다.

어찌 보면 저돌적이고 당찬, 내 앞에 나타난 서울남자는 체구는 작았지만 다부지고 믿음직했다. 믿고 따르기만 하면 될 것 같은 묘한 안도감과 확신을 주었다. 궁합이란 걸 믿지는 않지만 더구나 묻고 따지지도 않는다는 딱 좋은 4살의 나이 차이! 결국 그의 말대로 우리는 다음 달에 결혼식을 올렸다.

그가 원했던 11월 11일 빼빼로 데이에는 교회에 먼저 잡힌 결혼 예약이 있었고, 그로부터 2주 뒤 2000년 11월 25일 그렇게 첫 만남에서 결혼식까지 한 달 보름 남짓 지나 결혼 팡파르를 울렸다.

결혼식장에 와서야 '어, 신랑이 바뀌었네!' 내 이별 소식을 듣지 못한 몇몇 친구들은 드디어 결혼하나보다 했다가 웃지 못할 일들이 벌어졌다.

친정집에서는 맞선 보러 나갔다가 맞선 본 첫날, 무슨 여자가 결혼날짜까지 미리 다 잡아오느냐고 혼이 났다. 서울과 대구 만만치 않은 거리에 대학원 공부를 계속하기는 힘들 것 같아 곧바로 자퇴서를 냈다. 주변의 대학원 동료와 선배들은 어렵게 대학원 들어와서 공부 시작했는데 어떡하느냐고 아쉬워했다. 더구나 이별의 상처가 채 아물지도 않았는데 홧김에 결혼하는 건 아니냐고 다들 염려하셨다. 오랜 직장을 떠나는 것도 무척 아쉬웠다. 함께 동고동락했던 연수원 동료들이 아닌가.

서울 가면 더 좋은 학교가 많이 있을 것이고, 기회는 하나님이 그때 또 주시면 되는 것이고, 내 인생 최고의 기회는 지금이라는 생각이 들었다. 결혼이란 인생의 한 과제를 풀면서 내 인생의 주인공은 내가 아닌 철저히 하나님이 주관하고 계시다는 것을 깨닫게 하셨다. 그렇게 여러 해 동안 풀려고 해도 잘 풀리지 않던 문제를 하나님은 단 두 달도 안 되어 풀게 하셨다. 그때 내가 담당했던 주일학교 고등부 친구들에게 했던 이야기가 생각난다.

"애들아, 하나님은 정말 살아계셔. 천년이 하루 같고 하루가 천년 같다는 하나님 말씀이 뭔지 조금 알 것 같아."

맡고 있던 정든 우리 반 고등부 친구들과의 이별도 아쉬웠다. 정든 고향과 집, 교회, 직장 모든 것을 두고 떠나는 것은 참 아쉽고 가슴 아팠지만, 그 아픔보다 새로운 곳, 서울로 간다는 막연한 생각에 더 좋기만 했다.

평소에도 내 마음 속 꿈 중 하나는 서울에서 사는 것이었다. 시골을 떠나 언젠가 서울로 가리라는 막연한 귀남이의 꿈이 내게 있었다. 왜 그랬는지 모르겠지만, 청년시절 휴가를 받으면 남들은 산으로 들로 가지만 나는 꼭 서울로 가는 기차에 몸을 실었다.

서울에서 직장 생활하는 친구들이 있어 친구의 옥탑방에서 며칠을 휴가로 보내기도 했다. 친구가 직장 나가면, 나 혼자 한강이며, 경복궁, 덕수궁 등 목적 없이 서울 시내를 돌아다니기도 했다. 한강을 보면 그냥 가슴이 뛰었다. 그것도 밤바다처럼 까만 물결에 반짝이는 화려한 네온사인의 한강다리를 보면 알 수 없이 심장이 콩콩 뛰었다.

"우리 결혼하죠" 화끈하게 말한 남자가 서울남자라는 사실에 나도 모르게 점수를 과감히 주었나보다. 사모가 아닌 그의 아내가 되어 달라는 요청을 신선하게 받아들였다. 그의 아내가 되고 보니 난 저절로 사모가 되어 있었다.

데이트학교의 시작

시댁은 서울이었지만 신혼 보금자리는 일산에 잡았다. 부목사로 있는 교회가 일산에 있었다. 조금 오래된 아파트였지만 그와 같이 일하는 교역자분들이 함께 도와 우리집을 예쁘게 페인트칠 해 주셨다. 거실은 파스텔 빛 연두빛으로, 안방은 핑크빛, 다른 손님방은 은은한 하늘빛, 방마다 특색 있는 테마를 잡아 페인트칠을 했다. 그때부터 알아봤어야 했다. 남편의 공구 다루는 기술과 뚝딱뚝딱 만드는 목수기질을. 보기엔 샌님인데 일할 때보면 다들 놀란다. 고운 손에 물 한 방울 묻힐 것 같지 않은 그가 쓱싹쓱싹 일 처리 하는 걸 보면 절로 입이 딱 벌어졌다.

결혼 이후 더욱 놀라운 사실은 그의 성격이었다. 그렇게 박력 있고, 거침없이 결혼으로 이끌던 그가 알고 보니 세심하고 꼼꼼하고 신중했다. 물건 하나 살 때도 온갖 마트 가격비교 다하고, 오늘 살까말까 고민했다가 '다음에 사지 뭐하며~' 하며 물건을 들었다 놨다를 몇 번씩이나 반복했다. 아, 그렇게 쫀쫀한 사람일 줄이야.

그는 쫀쫀하다는 말에 늘 거부하며 말했다.

"나, 섬세한 사람이야"

정말 남편은 섬세하고 예리하다. 저런 성격의 사람이 어째 평생의 가장 큰 인륜지대사, 결혼 문제를 단 5분 만에 결정지었는지 정말 알다가도 모를 일이었다. 남편 주위 사람들도 다들 놀랐다. 애인도 없는 사람이 맞선 보러 한번 갔다가 무슨 결혼을 그렇게 후다닥 하는 거냐고, 원래 남편의 성격을 아는 사람들은 다들 놀랐다고 했다. 그러나 남편은 단 한 마디로 결정지었다.

"할아버지가 당신을 추천할 때는 이미 신앙과 인격은 다 통과된 사람일 테고, 내가 봐서 당신이 딱히 싫은 부분이 없으니 그것으로 조건 만족, 끝! 사실은 치마 입은 다리가 예뻐서. 요즘 좀 종아리가 굵어진 것 같아. 관리 좀 해"

"내 다리가 좀 예쁘긴 하지. 그래도 좋다는 말, 사랑한다는 말 한마디도 못 듣고, 영화 하나 못 보고 놀이동산 한번 못가고 결혼한 건 영~ 억울해."

"이제부터 사랑하면 되고, 이제부터 데이트하면 되지~"

그랬다. 우리 결혼 중심에는 평생 기도로 사신 할아버지의 몫이 컸다. 나도 장로님의 외손주가 아니었으면 쉽게 결정하지 못했을 것이다. 양가 4대 믿음의 가문이라는 것이 가장 큰 매력이었다. 신혼이 연애시절처럼 서로를 알아가는 재미가 있었다. 정말 아무것도 몰라도 너무 모르고 결혼했지만, 하나님을 향한 신실한 마음 하나로 우린 모든 것이 잘 통했다.

가스펠을 좋아하는 만큼이나 추억의 가요를 좋아하는 것까지. 사진 찍는 걸 좋아하는 취미, 가정신문을 만들 열정이 서로에게 있는 것, 성격은 달라도 너무 달랐지만 함께 즐길 공통점도 많이 주셨다. 곧잘 가요백과 7080 두꺼운 포크송 노래집을 들고 처음부터 끝까지 밤새도록 그의 기타반주에 노래를 부르기도 했다.

신혼 때 어쩌다 부부싸움을 하다 토라지면

"에고, 내가 당신을 몇 번째 울렸구려" 하며 기타 하나 달랑 들고 와서 로맨틱한 방법으로 나를 달래주었다. 그것도 누드기타연주를 들려주기도 했다. 그러나 횟수가 열 번 쯤 넘어가자 남편이 달래주는 것도 지쳤는지 기타연주도 점점 줄어들었다.

한사람은 신나고, 한사람은 혼난다는 신혼생활이 그렇게 지나갈 무렵, 일산과 목동에서 남편이 부목사로 지냈다. 돌아보면 그때가 가장 행복했다. 아니 편했다고 해야 하나? 특별히 신경 쓸 일도 없고, 인사만 잘해도 주변의 성도님들은 나를 예뻐해 주셨다.

당시 청년부 사역을 주로 맡았던 남편은 일주일에 한번 '데이트 학교(일종의 결혼예비학교)'를 우리 집에서 열었다. 6개월 과정으로 성경적 결혼관과 실제적인 연애의 기술 – 데이트방법에서 결혼 혼수도 직접 짜보고 마트에 나가 시장조사도 해보는 훈련 프로그램을 개발했다.

'비싼 선물보다 싼 선물을 자주 하라'는 연애의 기술을 강의할 때였다. 처음 맞선 보던 날, 그가 갑자기 양복 안쪽 주머니를 펼쳐 보았다. 그 안에는 색깔 심 샤프가 나란히 여러 개 나열되어 있었다. 나보고 좋아하는 색깔의 샤프를 하나 고르라고 했다. 난 초록색 색깔 심 샤프를 하나 골랐다. 그가 내게 준 첫 번째 선물이었다. 옆에서 남편의 강의를 들으며, '옴마, 내가 저 작전에 딱! 걸렸구만!' 혼자 피시식 웃으며 청년들의 간식을 준비한 기억이 난다.

남편은 청년 시절부터 데이트와 연애에 관심이 많았다. 관련된 가정세미나나 결혼예비학교 등 전국적으로 대다수의 프로그램을 다 찾아다니며 공부를 했다. 한번은 결혼예비학교를 싱글로 갔다가 애인없는 사람 오지 말라고 해서 쫓겨난 적도 있었다.

'아니, 미리 애인 있는 사람만 오라고 하던지, 어떻게 하면 애인을 만드는지 그것부터 가르쳐 줘야 할 거 아니냐?' 하며 '차라리 내가 직접 가르치겠다'고 생각했다. '결혼예비학교'보다 한발 더 앞선 '데이트학교'를 만들겠다고 결심했다. 방학 때 단기선교를 가는 청년들이 돈을 모으고 기도로 몇 달씩 준비하는데, 정작 평생 결혼이란 긴 여행을 위해서는 너무 무심하다. 어쩌면 진정한 선교의 현장, 가정을 이루는 일에 대해 더 많이 기도하고 준비해야하는 일인데도 말이다.

미스 시절, 기업체 연수원에서 일하면서 다양한 주제의 강의를 듣기도 하고, 강의하기도 했지만, 남편의 강의는 또 다른 즐거움과 재미를 주었다. 강의 내내 그가 내게 첫날 걸었던 마술과 같았던 대화의 기법이 그냥 나온 것이 아님을 알았다. 오랫동안 고민하고 생각하고 책을 읽고 강의를 들으며, 자기만의 노하우로 고스란히 몸에 배인 것을 알았다.

드라마 하나도 평범하게 보지 않았다. 사람의 심리를 연구하며 '저럴 때는 저런 대사가 참 좋구나!' 장면 하나 하나, 대사 하나 하나 집중해서 보았다. 때로는 드라마를 녹화해놓고 반복해서 다시 보기를 할 때도 있었다.

"무슨 연애를 그렇게 복잡하게 해요?" 나로서는 이해가 되지 않은 부분이 있었지만 오랜 시간동안 사람의 심리, 남자의 심리, 여자의 심리, 연애심리 등을 생각하고 관찰하고 분석한 나름 과학적인 원칙과 데이터를 늘 갖고 있었다.

청년들과 함께 남편이 진행하는 '데이트학교'를 듣다 보면 내 오랜 연애가 참 순수했지만 다소 무식했구나! 진작 남편의 강의를 들었다면 빨리 마음 정리하고 그 시간에 나 자신의 성장과 배움에 더 많이 집중했을 텐데 하는 아쉬움이 들었다.

애인끼리 절대 하나로 통장을 만들지 말라! 파혼이 두려워 억지로 결혼식장까지 가지 말라! 이혼 보다는 파혼이 낫다! 마지막 순간까지도 아니다 싶을 때는 뒤돌아서라! 부모님이 허락하지 않은 결혼은 하지 말라! 자녀가 원하면 일단 허락해 주어라! 억지로 말리면 서로를 알아가기보다 공동의 목적을 위해 더 불붙을 뿐이다! 남편이 강의하는 한마디 한마디가 가슴에 와 닿았다.

'아, 진작 이런 거 공부할 걸, 진짜 인생공부네!' 6개월 과정을 통해 왜 그가 초스피드 결혼을 할 만큼 자신이 있었는지, 배우자를 선택하는 자신만의 확실한 기준과 원칙이 있었기에 주저 없이 결단할 수 있었다는 것을 알게 되었다.

결혼은 하나님이 설계하신 작품이다. 사람의 만족이 아닌 하나님의 만족과 의도대로 디자인될 때 가장 아름답다. 성경은 최고의 결혼 사용설명서이다. 남자, 여자를 어떻게 다루며 어떻게 이해해야 하는지 가르쳐준다. 남자, 여자는 서로 틀린 것이 아니라 다름의 차이를 이해하고 수용할 때 풍성해 지는 관계이다. '존경'과 '애정'이라는 두 바퀴가 건강하게 굴러갈 때 가정이란 울타리가 든든히 선다. 결혼은 인생의 목적이 아닌 하나의 과정일 뿐이다. 결혼은 '사랑하기 때문에' 하는 것이 아니라 '사랑하기 위해서' 하는 것이다.

그리고 남편이 어머니께 결혼 전에 말했다고 했다.

"지금까지는 어머니가 하나님 다음으로 제 삶의 우선순위 1위였지만 앞으로 제가 결혼하면 아내가 제 삶의 우선순위 1위입니다."

그는 철저히 성경중심의 결혼관을 가졌고, 그 말씀대로 실천하는 남자였다.

몇 년 전 남편은 교회 주보 '데이트학교' 칼럼에 쓴 글을 모아 '데이트 바이블'이란 책을 냈다. 어느새 우리가 함께 나이 들다보니 이젠 중년부부 '다시 배우는 데이트학교'가 필요한 때인 듯. 인생 100세 시대에 꼭 필요한 사역이 아닐까?

에벤에셀 스케치

오래 전부터 개척을 꿈꾸고 있었던 남편은 어느 날 개척을 해야겠다고 선포했다. 개척교회 사모가 어떤 것인지도 모르는 순진한 시골처녀였던 나는 뭐든 오케이. '바늘 가면 실 가야지' 하며 아무런 망설임도 없이 남편을 따랐다. 첫째 아이 돌잔치 후 2003년 1월 1일 개척교회가 시작되었다.

고양시 도농 지역의 작은 동네, 고양동에서 개척을 했다. 그것도 교회건물이 아닌 선교원 건물을 빌려 평일에는 선교원으로, 주일에는 교회로 사용했다. 때마침 그 선교원 이름이 에벤에셀 선교원이었다. 선교원 원장님께서 교회로 쓸 수 있도록 배려해 주셨다. 교회 이름도 자연스럽게 에벤에셀교회로 정했다. '에벤에셀'은 구약성경 사무엘상에 나오는 이야기이다.

사무엘이 돌을 취하여 '미스바'와 '센' 사이에 세워 가로되 "여호와께서 여기까지 우리를 도우셨다 하고 그 이름을 에벤에셀이라

하니라." (사무엘상 7장 12절)

　이스라엘 민족이 블레셋과의 전투에서 승리를 거두고 도우신 하나님께 감사하며 세운 '도움의 돌' 기념비가 바로 에벤에셀이다. 우리 인생의 여정도 내가 달려온 것 같으나 지금까지 나를 인도하시고 도우시는 그분의 힘으로 여기까지 왔다. 교회 개척도 그러했다. 준비된 것 하나도 없지만, 가진 것도 없지만, 돕는 분들의 손길로 장소도 마련되고 몇몇 선교원 교사들과 함께 개척을 시작했다.

　평일에는 선교원으로 쓰고, 주일에는 요령 좋게 숨겨 놓은 긴 장의자를 들었다 났다 하며 힘을 꽤나 썼다. 아무 때나 들어가서 기도할 수 있는 다른 개척교회를 보면 그렇게 부러울 수가 없었다. 같은 시기, 인근에 개척한 다른 교회를 지나칠 때면 나도 모르게 그 곳에 들어가 기도를 했다.
　'아, 우리교회도 언제라도 아무 때나 와서 기도할 수 있으면 좋을텐데…' 선교원이랑 겸해서 교회를 하니 평일에 맘 놓고 기도할 수 있는 공간이 없었다. 비록 작은 공간의 예배실이었지만 잔잔히 찬송가가 흘러나오는 인근 개척교회를 마냥 부러워했다.

개척을 시작하고 둘째를 임신했다. 몇 달 후 선교원도 우리가 인수하게 되었다. 둘째 지민이를 출산할 무렵 원장님은 다른 교회 전도사님으로 떠나셨다. 남편이 선교원 대표자로 있었지만 실제적인 업무는 내가 해야 했다.

둘째를 출산한 때가 8월 초! 일 년 중 가장 더운 날씨였다. 산후 조리원에서 아이를 낳고 내 몸 추스르기도 바쁜 그때, 비어있는 선교원 원장의 자리를 감당해야 했다. 학기 말도 아니고 학기 중에 선교원을 문을 닫을 수도 없고, 어찌 되었던 남아 있던 원아들과 학부모들에게 최소한의 피해가 가지 않도록 했다. 기존의 교사가 있었지만, 방과 후 교사도 뽑아야했고, 산후 조리원에서 교사 면접을 보며 교사회의도 소집했다. 돌아보면 아주 웃지 못할 장면이었다. 한여름에 선생님들이 산후 조리원으로 달려와 함께 그 덥고 좁은 방에서 다음 학기 계획을 잡고, 아이디어 회의를 했으니 말이다.

그 와중에 남편은 가끔 기타 하나 들고 산후 조리원을 찾았다. 옆방에 들릴세라 나지막이 찬양을 부르며 그곳에서도 가정예배를 드렸다. 땀을 삐질삐질 흘리면서 불러주는 그의 찬양소리는 더없는 위로가 되었고 큰 기쁨의 선물이었다.

그렇게 반 학기인 2학기가 지났다. 어린 두 아이 자녀양육에, 선교원 운영에, 무엇보다 남편도 하루 몇 차례씩 차량 운행을 해야 했다. 정작 목회를 제대로 할 수 없었다. 심지어 노회 가입하고도 제대로 모임에 참석할 수도 없는 상황이었다. 결국 마지막 졸업생을 배출하고, 선교원을 정리하기로 했다.

우리에게 맞지 않는 옷은 과감히 벗기로 했다. 그동안 투자한 것, 애쓴 것들 때문에 아쉬운 것도 많았지만, 우리가 가야할 길이 아니라는 결론을 내렸다. 선교원 정리 후 선생님들도 이사하고, 그나마 함께 있었던 성도들도 뿔뿔이 흩어졌다. 결국 남은 성도라곤 치매초기 증상의 할머니 단 한 분! 할머니 한 분만이 오랜 기간 교회를 지켰다. 남편은 그 할머니만 떠나면 목회를 접어야겠다고 말했다.

마지막 절박한 심정으로 제대로 교회 모양새라도 한번 갖추어 보고 끝내도 끝내야겠다고 했다. 경비를 아끼기 위해 남편이 직접 망치를 들고 교회 리모델링을 시작했다. 남편은 온갖 먼지를 마시며 손수 리모델링을, 나는 큰 아이는 유모차에 태우고, 둘째 아이는 업고, 상가전도에 나섰다. 폴로 사탕이 달린 주보지를 잔뜩 넣은 가방을 유모차 손잡이에 걸고 동네방네 발이 아프도록 전도를 다녔다. 목회자로 부름 받았는데 뭐라도 해서 하나님께 예쁨을 받아야겠다는 생각이었다. 하나님이 제일 기뻐하시는 일이 영혼구혼이었고, 남편은 구원의 방주 교회를 짓고, 나는 여기저기 동네 사람들에게 작은 주보지를 전하며 예수님을 전했다.

주님이 감동하셨을까? 남편에게 남다른 손재주를 주셔서 뚝딱뚝딱 벽을 세우고, 새 벽지를 바르고 따로 배운 기술도 없지만 깔끔하게 교회가 새단장 되었다. 또 상가에서 몇몇 사장님과 이웃들이 꾸준히 전도하는 모습을 보고 우리교회로 찾아오셨다. 한 분 한 분 늘어날 때마다 그 기쁨은 얼마나 컸는 지…

모든 시작에는 만남과 헤어짐이 있다. 지난 17년간 개척교회를 하며 참 많은 사람을 만났고, 정을 나누었고 이별을 했다. 개척교회라 몇 되지 않는 식구들이 이런저런 이유로 떠나면 그것처럼 마음 아픈 일이 없었다. 왠지 우리교회가 부족해서 떠난 것 같고, 혹은 내가 상처 준 일은 없었는지 돌아보기도 했다. 때로는 묘한 배신감도 느꼈다가, 한없이 미안함도 가졌다가 이중적인 감정곡선이 오버랩 되었다.

    암 투병 중 떠난 성도님들이 찾아오기도 했고, 전화도 주셨다. 어떤 성도님은

"사모님, 혹 제가 사모님 힘들게 해서 암에 걸리게 되었는 지도 모르겠어요."하며 무척 미안한 마음으로 이것저것 챙겨주시며 마음 써 주시는 성도님도 계셨다. 비록 여러 가지 상황으로 교회를 떠났지만 가끔은 기억해 주시는 성도님들이 계셔 감사했다.

    지난 17년간 두 번의 교회이전을 했다. 첫 이전은 확장이전이었고 두 번째 이전은 축소이전이었다. 비록 그리 많은 수는 아니지만 여전히 성도들과 함께 예배드릴 수 있으니 감사하다. 사라질 위기 속에서도 여전히 은혜로 붙잡아 주셨다.

    고양동에서 신원동으로 이전 후 또다시 남편의 솜씨로 교회는 작지만 알차게, 깔끔하고 아담한 공간으로 변신했다. 한동안 중고등부 친구들은 바닥에 돗자리를 깔고 예배를 드렸다. 온 교우들이 조금씩 힘을 합쳐 기존의 의자 대신 새 의자로 바꾸고 새롭게 재정비했다. 작지만 강한 교회, 여기까지 도우시는 에벤에셀의 하나님, 앞으로도 인도하시고 도우실 에벤에셀의 하나님을 바라보며 오늘도 힘차게 고고씽!

코로나19로 예배모임 중단 등 많은 일들이 한국교회에 있었다. 우리교회는 규모가 너무 작았나? 동사무소 직원이 한번 나와 보고는 그 담 주 부터는 아무 말이 없었다. 이럴 때는 큰 교회 보다 작은 교회가 유익이라, 몇 사람 되지 않아 뚝뚝 떨어져 앉아 예배 드리니 오히려 코로나에 가장 안전한 곳이 우리 교회라는 생각이 들었다.

작은 교회가 한국교회 공예배의 역사를 끝까지 지킨다는 사명감으로 작지만 크게 쓰시는 하나님의 은혜를 생각해 본다. 마지막 시대, 하나님이 기뻐하시는 교회, 영혼을 살리는 구원의 방주로서 귀한 사명 잘 감당하기를 소망한다.

철부지 소녀의 기도

남편은 양가 4대째 믿음의 가문이었다. 그에 비해 나는 혼자 힘겹게 신앙생활하다 뒤늦게 98년 IMF 때 친정 부모님이 주님을 만났다. 우리 가정에 처음으로 주님을 영접한 사람은 고모였다. 막내 고모가 어린 나를 교회에 데리고 다녔다.

당시 롤러스케이트장 바로 옆에 있는 '하양 성결교회'로 다녔다. 초등학교 시절, 예배 마치면 곧장 롤러스케이트장으로 달려가 놀았다. '냄비 위에 파리똥' 하며 신나게 팝송을 따라 부르며 놀았다. 시멘바닥인 롤러스케이트장에서 곧잘 넘어져 바지에 구멍을 뻥 뚫기도 했다. 엄마에게 혼나기도 했지만, 손재주 좋은 엄마의 솜씨로 바지는 금세 예쁜 덧단을 대어 새로운 바지로 탄생, 다음날이면 어김없이 또다시 롤러스케이트장으로 향했다.

초등학교 시절, 성탄절 연극도 하고, 새벽송도 돌고 딱히 신앙심은 없었지만 그냥 교회 가는 것이 좋았다. 당시 할머니는 불교 신자였다. 엄마는 내가 교회 다니면 말씀도 듣고, 찬양도 배우니까 막연히 내 성장과정에 도움이 될 거라 생각하셨는지 열심히 가도록 허락해 주셨다.

외갓집은 기독교 집안이었지만 불교집안으로 시집온 엄마는 그냥 할머니의 성화에 못 이겨 신앙을 접으셨다. 대신 어린 나를 열심히 교회로 보내셨다. 성탄절이면 옆집 옷 가게 가서 예쁜 드레스를 빌려서라도 교회 보낼 정도로 열심이었다.

초등학교 3학년 때의 일이다. 어느 주일 설교 말씀에 전도사님께서 "부자는 천국에 못갑니다. 낙타가 바늘귀 들어가는 것 보다 어렵습니다." 아니 부자가 천국을 못 간다고? 사복음서 나오는 예수님의 말씀이었는데 부자가 천국가기 어렵다는 비유를 내가 잘못 이해했었나 보다. 그 설교를 듣자마자 고민이 생겼다. 우리집은 당시 할아버지가 워낙 부지런하시고 자수성가하셔서 시골 읍내에서 알부자로 소문나 있었다. 게다가 아버지는 수의사로 가축병원을 오랫동안 경영하셔서 나름 마을 유지로 통했다. '우리집은 부자인데 그럼 천국 못 간다고, 어떡하지?' 그 설교를 듣고 내심 걱정이 되었다. 곧장 교회 마룻바닥에 무릎 꿇고 기도를 드렸다.

'하나님, 부자가 천국을 못 간다니 어떡합니까? 우리집이 쫄딱 망하게 해서 우리식구 모두 천국가게 도와주세요.' 왜 그런 기도를 드렸는지 나도 잘 모르겠지만 우리 가족이 천국이 아닌 지옥을 간다는 사실은 상상만 해도 싫었다.

초등학교 시절은 신앙생활이기 보다 교회생활이었다. 중학교 입학하면서부터 하나님을 믿는다는 것이 갑자기 시시해졌다. 사춘기가 시작되면서 하나님에 대한 반항심도 생겼다.

'종교는 마음 약한 사람들이나 하는 활동이야. 이 바쁘고 할 일 많은 세상에 뭐가 그리 부족해 교회 가서 시간을 허비해? 그 시간에 책을 읽거나 다른 경험을 하는 것이 훨씬 이득이야! 예수 믿는 사람들이 제대로 못 살고 형편없는 사람들이 더 많아.' 그렇게 열심히 다니던 교회도 저절로 뜸해지고 발길을 뚝 끊었다.

하나님을 떠나 방황하던 시기도 중고등학교 시절 잠시, 고등학교 2학년 때 엄마가 열차사고로 돌아가신 이후 다시금 하나님은 나를 찾아오셨다. 방황하는 나를 잡아준 친구의 손길이 컸다. 얼마 전까지만 해도 늘 교회 가는 친구를 향해

'어휴, 저 시간에 공부나 하지. 뭐하러 저리 열심히 다니노~' 친구에게 핀잔을 주었던 내가 친구 따라 한두 번 다니기 시작했다.

어릴 적 추억이 있어서였는지 몇 년 쉬었다 가려니 어색했지만 금방 교회생활에 잘 적응했다. '엄마의 생명까지 잘 살아보리라, 아니 어쩌면 엄마의 생명의 대가로 얻은 신앙생활, 잘 해 보리라.' 다짐하며 열정적으로 다니기 시작했다. 그러나 그때부터 아버지와 새엄마의 반대가 시작되었다.

술만 드시면 "하나님을 택할래? 부모를 택할래?" 하시며 거의 협박조로 나를 힘들게 하셨다. 어느 해 인가? 청년부 시절, 성탄절 이브에 함께 모여 놀고 있을 때 갑자기 청년부실 문이 더럭 열렸다.

"혜경이 당장 나와라!" 아버지의 불호령이 떨어졌다. 다짜고짜 교회로 찾아오셔서 당장 나오라고 내 머리카락을 잡아당기시는 바람에 집으로 가야했다. 게다가 오빠까지 한술 더 떠 영한 성경책을 갈기갈기 찢어 놓았다. 밤새도록 울면서 투명테이프로 덕지덕지 다시금 붙였다. 생애 처음으로 내가 모은 용돈으로 구입한, 상처 난 그 영한 성경책을 아직도 소중히 잘 간직하고 있다.

독실한 불교 신자였던 할머니는 나만 보면 영 못마땅한 눈치셨다.

"집안에 종교가 둘이면 망해! 당장 교회 그만 나가거라!" 할머니는 매일 새벽마다 화장실에 물 한 그릇 떠 놓고 기도하시며 일 년에 몇 달은 구인사에서 지내시던 보살이셨다.

그러던 어느 해 초파일날
"이제 혜경이 니 등은 안 달 거다!" 매서운 눈초리로 말씀하셨다. 가족의 일원으로 제외되는 느낌이 들어 괜히 서운한 마음도 있었지만 결코 흔들리지 않았다. 그렇게 가족들의 핍박 속에서도 하나님의 사랑은 뜨거웠다. 마음 편히 주일날 온종일 교회에서 지내는 것이 소원이었다. 다른 가족들이 함께 특송 하는 것만 봐도 눈물이 났다.

'하나님, 언젠가 우리 가족도 저 자리에서 가족특송 하게 해 주세요!' 하나님은 그 기도도 다 들어 주셨다. 훗날 결혼하고 우리 아이들과 남편, 친정 부모님, 고모들까지 친정교회에서 함께 특송할 수 있는 기회를 주셨다. 그날 부른 찬송이 '내 영혼이 은총 입어'라는 찬송이었는데 지금도 가장 애창하는 찬송 중 하나가 되었다. 1절 부르다 말고 눈물이 쏟아져 내내 울다가 끝난 기억이 난다.

부모님은 IMF 때 주님을 만났다. IMF가 우리 가정과는 관계가 없을 줄 알았는데, 그 여파로 부모님은 백기 들고 주님 앞으로 나왔다. 98년 11월 첫째 주, 처음으로 딸의 손을 잡고 조심스레 첫발을 내딛은 교회생활이 이후 우리 부모님 생애에 일생일대의 변화를 가져다주었다.

가진 것이 많을 때는 하나님이 보이지 않았지만 철저하게 모든 것을 내려놓게 하시고 주님이 만나 주셨다. 비록 물질은 잃었지만 천국을 소유하는 새 생명을 얻으셨으니 얼마나 기쁘고 감사했는지. 그 이후 새벽기도를 시작으로 모든 공예배를 빠짐없이 드리셨다. 내가 봐도 놀라운 변화였다. 지금은 사모의 길을 가는 내게 가장 든든한 기도의 후원자이시다.

아, 그 철부지 어린 소녀의 기도 때문일까? 하나님은 그 기도소리를 들으셨는지 23년이란 긴 시간이 흐른 뒤에 내가 드린 기도대로 우리집이 쫄딱 망하게 되어 우리 부모님이 주님을 만나도록 이끄셨다.

지금도 우리 아이들에게나 주일학교 친구들에게 이야기한다.

"애들아, 하나님은 정말 우리 기도를 들으신단다. 게다가 생각까지, 우리의 신음소리까지 다 듣고 응답하신단다. 기도 제대로 잘 해야 돼!"

엄마의 청춘을 먹고 자라는
사랑스런 애벌레

    기업교육에서 MBTI, Ego-gram, 기질검사 등 다양한 성격유형 검사 교육을 많이 했다. 결혼 후 두 아이를 낳고 기르면서 두 아이 육아가 어찌나 힘겹던지… 남들은 쉽게 아이를 키우는 듯 했는데 난 참 많이 힘들었다. 도대체 우리 아이 스타일은 어느 유형인지, 분명 수많은 사람들을 만나서 워크샵을 열고, 자기이해 타인이해를 외쳤지만 막상 내 아이 키울 때는 그 많은 이론들은 어디로 사라졌는지, 그냥 힘들다는 하소연만 나왔다.

    간혹 교회 권사님들이

    "사모님, 손자가 오면 그렇게 반가울 수 없어요. 그런데, 손자가 놀다 자기 집으로 돌아가면 더 반가운거 있죠~"

    그 말씀에 웃음이 빵 터졌다. 나 역시 아이들이 놀다 잠든 모습을 보면 너무 사랑스러워서 깨워서 놀고 싶었다. 놀고 있으면 요 녀석들 언제 잠이 들런지 하며, 빨리 재워 놓고 잠 한번 편히 푹

자 보는 게 소원인 때가 있었다.

큰 아이 일곱 살 때의 일이다.

"엄마, 엄마의 소원은 뭐야?"

"엄마의 소원? 엄마의 소원은 우리 경민이가 건강하고 행복하게 하나님 안에서 잘 자라는 거"

그러자 대뜸 하는 말이,

"피~ 거짓말! 엄마의 소원은 에벤에셀교회 부흥이야, 부흥!"

이라고 큰 소리로 외치는 게 아닌가? 그 말에 깜짝 놀랐다. 일곱 살 아이가 부흥이란 단어를 외치는 것도 놀랐고, 엄마의 소원이 교회 부흥이라며 자기에게는 관심 없다는 것이 내심 섭섭하다는 것처럼 들렸다.

돌아보면 내가 신앙적으로 키운다고한 가치가 오히려 아이의 자존감을 많이 무너뜨렸다. 삶의 우선순위에서 하나님은 1등, 남편은 2등, 그 다음 자녀는 3등... 실제 성경적으로 맞는 이야기이지만 어린 경민이가 체감하기에는 엄마 마음속에 1등자리를 빼앗아간 하나님도 밉고, 아빠도 밉고, 속상했던 것 같다. 1등, 2등, 순위 보다 어쩌면 엄마 사랑이 배고픈 아이였다.

개척 후 곧바로 임신하고 이듬해 둘째 지민이가 태어났다. 여자아이다. 교회 주일학교 친구들도 그동안 늘 막내였던 경민이를 귀여워하고 함께 잘 놀아주었다. 그러나 동생 지민이가 태어나고부터는 상황은 급반전되었다. 모든 주일학교 친구들이 지민이만 찾았다. 꼬물꼬물 거리는 생명이 어찌나 예쁜 지, 교회만 오면 당연히 지민이가 대화의 주제가 되었다.

얼마나 컸는지, 옹알이는 했는지, 똘망똘망 반짝거리는 눈동자는 왜 그리 사랑스러운지… 경민이의 시샘은 날로 더해졌고 조금씩 천덕꾸러기가 되어 갔다. 경민이에게 무관심이 가장 큰 두려움이었던가? 무관심에 대항해서 부정적인 행동을 해서라도 관심을 끌려한다는 아동심리 이론처럼 경민이도 그러했다. 어느 날 어린이집에서 가족 그림을 그려왔는데 세 사람만 그려져 있었다.

"경민아! 엄마, 아빠 그리고 경민이 그린거야? 그런데 지민이는 안 보이네~"

"응, 지민이는 옆집 영미 누나 집에 놀러 갔어."

교회 행사가 있으면 곧잘 지민이를 맡겼던 주일학교 누나 이름을 대며 지민이는 가족 그림에 빠져 있었다. 또 한 번은 이런 질문도 했다.

"엄마, 나 태권도 대회 하는 날이랑 교회 행사가 겹치면 어디로 갈 거야?"

별 이상한 질문을 다 한다 싶으면서도 대수롭지 않게 들었다.

"아빠는 목사님, 교회 대표니까 교회 행사 가셔야 하고, 엄마는 경민이 태권도 대회 응원하러 가야지."

"정말? 그럴 거야?"

내 말에 좋아하면서도 다 믿기는 어렵다는 듯 의심의 여운을 남겼다. 경민이는 여러 가지 질문으로 자신의 마음 상태를 수시로 내비쳤다. 눈치 없는 엄마는 호기심 많은 때이니 별 쓸 데 없는 질문을 하나보다 하고 아이 마음을 진지하게 들여다보지 못했다.

아이의 행동은 점점 거칠어졌다. '우리 아이가 달라졌어요.' 라는 TV프로처럼 조금만 자기 뜻대로 안되면 길바닥에 드러눕고, 때로는 머리를 벽에 쿵쿵 찧기도 했다. 그림 색칠하다가 선 밖으로 조금만 크레파스가 넘어가면 그때부터 뒹굴고 난리도 아니었다. 누가 잘못 색칠한 것도 아닌데, 자기가 색칠하고선 선 너머 색이 튀어나갔다고 그렇게 난리법석을 떨다니… 도무지 이해가 되지 않았다. 굉장히 욱하는 행동을 하다가도 어린이집에서는 시무룩한 표정으로 온종일 혼자 구석으로 들어가서 밖으로 나오지 않는다는 이야기도 전해 들었다.

"개척교회 일도 힘들어 죽겠는데 우리 아이까지 왜 이러는 거지!"

도리어 날 힘들게 하는 아이를 미워하며 '육아란 원래 이런 것인가, 육아전쟁이란 말도 있으니...' 하며 그저 세월이 빨리 흘러 아이들이 뻥튀기처럼 훅 자라 육아전쟁이 끝나기만을 기대했다.

그러다 초등학교 1학년이 되었다. 학기 초 아이들을 위한 정신건강검사가 있었다. 난 주어진 문항에 열심히 체크를 했다. 며칠 후 학교로부터 경민이가 'ADHD(주의력결핍 과다행동장애)'에다 '소아 우울증' 증세가 보인다는 소견서를 받게 되었다. 결국 국가에서 무료로 해 주는 소아정신과 치료를 받기 시작했다. 누가 볼 새라 우리 동네 보다 한참 떨어진 곳으로 병원을 정해서 아이를 데리고 다녔다. 길가다 아는 성도님들이라도 만나면, 얼른 경민이 옆구리를 찌르며

"너 마트 간다고 그래라!"

아이에게 거짓말을 하게 했다. 아이랑 소아정신과 치료 다닌다는 사실이 부끄럽기도 하고, 자식 교육도 제대로 못 시키는 사모

라는 딱지가 붙을까봐 불안하고 자존심도 상했다. 그때도 우리 아이가 얼마나 마음에 병이 들어 아픈가 보다 동네방네 소문나는 게 더 두렵고 싫었다. 난 그렇게 모자라도 한참 모자라는 엄마였다.

소아정신과를 갈 때마다 무슨 체크리스트는 그리 많은 지, 갈 때마다 똑같은 항목을 반복적으로 체크해야 했다. 게다가 의사선생님은 내 이야기도 제대로 들어주지 않았다. 조금 더 아이에 대해 상담하고 싶어도 뒤에 줄지어 기다리는 환자 때문인지 벽시계만 흘끔 쳐다보셨다. 정말 화가 나고 속상했다. 나도 누군가에게 아이로 인해 힘든 내 아픔과 상황을 속 시원하게 말하고 싶었다. 아픈 아이만큼 나도 아프다고 이야기하고 싶었다. 그러나 그런 나의 기대는 조금도 채워지지 않았다. 소아정신과 병원이 다 그런 건 아니겠지만 정부에서 지원해주는 무료 환자라 더 그렇게 느낀 것일까? 힘든 부모 마음, 아픈 아이 마음에는 별로 관심이 없어 보였다. 기계적인 약 처방만 해 줄 뿐이었다.

정부에서 무료로 지원되는 6개월이 지났다. 병원에서는 아직 더 치료가 필요하다고 했다. 하지만 비싼 소아정신과를 계속 다닐 수는 없었다. 그것보다 한참 저렴한 인근 복지관의 '놀이치료'를 알

게 되었다. 그렇게 매주 아이 손을 잡고 놀이치료를 다녔다. 버스 타고 가면서도 잠시도 가만있지 않고,

"엄마, 언제 다 와가?"

하며 수십 번을 묻는 아이, 버스 이곳저곳 돌아다니려고 해서 행여 다칠까봐 꼭 안아서 붙잡아 두느라 늘 손목이 아팠다. 대중교통으로 잠시 아이를 데리고 나갔다 오는 일도 기진맥진 큰 일이었다.

한번은 경민이랑 지우개를 사러 문구점을 갔다. 가는 길에 우리 교회 성도님들이나 아는 동네 사람들을 만나기도 했다. 그럴 때마다 한참 서서 이야기를 하다가 헤어졌다. 어린 경민이는 그 시간을 기다리기가 얼마나 지겹고 힘들었을까?

꼬박꼬박 만나는 사람마다 예의바르게 인사하라고 잔소리는 또 얼마나 했는지… 엄마 치마 끝자락을 붙잡고 오랫동안 늘어지는 아이의 마음을 몰라주고 그저 내 중심적으로 생각하고 행동했던 것이 미안했다. 조금씩 우리 아이에게 알게 모르게 상처준 일이 차례대로 떠올랐다.

아픈 아이 뒤에는
아픈 부모가 있다

이후로도 육아전쟁은 꽤 오랫동안 계속 되었다. 치료 다닌다고 하루아침에 아이가 확 달라지는 건 아니었다. 내가 부모교육 한번 듣고 하루아침에 확 달라지는 것이 아닌 듯, 아니 며칠 흉내만 내다 늘 제자리걸음 하는 것처럼.

어느 날 아침, 무슨 일 때문인지는 잘 기억나지 않지만 그날도 서로 티격태격했다. 아이가 가방매고 학교 나가는 길에 휙 뒤를 돌아보았다. 갑자기 나를 향해

"미친 년"

하고 한마디 내뱉고 아파트 계단을 후다닥 내려갔다.

"뭐, 엄마한테 미친 년 이라고? 이 녀석 말버릇이 그게 뭐냐?"

고래고래 고함치고 싶었지만 순간 아무런 소리도 나오지 않았다. 곧장 아파트 베란다 창문 쪽으로 뛰어나가 창문을 열고 콩알 같은 까만 머리만 동동 떠가는 아이 모습을 보며, 나도 모르게 그

자리에 털썩 주저앉았다. 곧이어 참았던 눈물이 쏟아지며 대성통곡했다. 난 나대로 내 성질 죽이며 노력하는데 그저 억울하고 분했다.

내가 뭘 얼마나 잘못 했길래 내 아이에게 '엄마는 미친 년' 소리를 들어야 하나? 어디 가서 듣도 보도 못한 욕설을 내 아이에게 듣다니 너무 기가 차고 한심스러웠다. 솟구치는 감정을 주체할 수 없어 다시금 화장실로 뛰어 들어가 세차게 물줄기를 틀어놓고 큰 소리로 엉엉 울었다.

또 어떤 날은 너무 화가 나서

"그래, 너랑 나랑 이제 그만 같이 죽자!"

하며 아이 멱살을 잡고 베란다로 끌고 간 적도 있었다. 흔히 말하는 분노조절장애, 내 안에 그렇게 파괴적인 에너지가 솟구치는지 잘 몰랐다. 지금 돌이켜보면 아동학대죄로 신고될 뻔했다. 다른 역할들은 대충 가면을 쓰고 밝고 친절한 사모인 척, 괜찮은 이웃인 척 연기가 되었지만, '엄마'라는 이름의 역할은 예고도 없이 내가 감추고 싶은 모습까지 가감 없이 튀어나왔다. 나 스스로도 그렇게 당황스러울 수가 없었다. 아이 양육하며 나는 내 안의 그렇게 많은 괴물이 사는 지 처음 알았다.

가만히 보면 어릴 적 부모로부터 들었던 욕설을 그대로 내 아이에게 퍼붓고 있었다. 서울 태생의 남편은 사투리까지 섞어가며 욕을 하는 내 모습에 너무 놀란 모양이었다. '이노무 새끼' '이 가시나가... 이 종내기...' 난 욕이 아니라 그저 사투리로 하는 말이라 했지만 남편은 정색했다. 시골에서 이런 말을 수도 없이 듣고 잘만 자랐는데, 남편도 놀라고 아이들도 어느 날 '이노무 새끼' 하며 자기들끼리 내 흉내 내는 모습을 보고 깜짝 놀랐다. 그 이후 최대한 줄여보려고 노력했다. 몸에 밴 습관이나 말투가 얼마나 고치기가 힘든 지, 어떤 상황만 되면 절로 툭 튀어나오는 말투에 참 쉽지 않았다.

당시 매주 월요일마다 목회자 세미나가 열리는 흰돌산 기도원으로 기도를 다녔다. 그곳은 목회의 ABC를 배운 귀한 기도원이었다. 하지만 내 아이 문제만큼은 잘 해결되지 않았다. 아이 문제를 두고 그렇게 부르짖고 기도해도 집에만 오면 금세 와르르 무너졌다. 잘 참고 좋은 엄마가 되리라는 다짐은 우습게도 언제나 K.O패!

신앙과 심리치료는 동시에 일어나기도 하지만, 때로는 별개의 문제임에도 불구하고 신앙이면 다 만병통치약처럼 생각했다. '기도하면 다 되는 거 아니야!' 라고 생각했던 내 어리석은 아집을 하나님은 기도와 동시에 내가 변화되고 공부해야할 부분들을 차츰 보여주셨다. 간절한 기도와 동시에 내 안에 나도 모르는 괴물의 원인들을 차분하게 돌아보는 시간이 필요했다.

매주 기도원 다니던 일을 멈추고, 하이패밀리에서 진행하는 가정사역 MBA 과정을 등록하여 상담공부를 하기 시작했다. 부모교육부터, 아동발달단계, 가족치료 등 그 옛날 대학원에서 배웠던 상담이론을 시작으로 독서치료와 드라마치료, 동작치료, 음악치료 등 다양한 이론과 실습으로 내 삶에 접목시켰다.

서툴고 부족한 초보 부모였지만 내 문제를 감추지 않고 적극적으로 해결하려고 새로운 배움의 현장으로 달려갔다. 어쩌면 나의 용기 있는 모습이기도 했지만 막다른 골목길에 다다라 무언가라도 붙잡고 싶은, 처절하고도 간절한 소망이었는지도 모른다.

한편 결혼과 동시에 끝내버린 상담공부를 언젠가 해 보리라 했던 마음의 소망이 아이러니하게도 우리 아이를 통해 그 기회를 허락해 주셨다. 배움의 시간이 늘어감에 따라 아픈 아이 보다 먼저는 아픈 내 모습을 보게 되었다. 내 안에 숨어 있는 내면아이를 물끄러미 바라봐 주며 있는 그대로의 나를 이해하고 받아주었다. 내가 나를 위로하고 격려했다.

 억지로 우격다짐처럼 좋은 부모가 되리라 결심하기 전에 내가 먼저 행복해야 내 아이도 행복할 수 있다는 걸, 동작치료 중 내 어머니와의 만남으로 한없이 울며 쓴 뿌리를 걷어내며 차츰 맑아졌다. 울음은 영혼의 치유제, 끊임없이 솟구치는 눈물 후에 비로소 또 다른 내가 보였다. 내 안에 울고 있는 나를 위로하고 안아주니, 지금 내 곁에서 사랑받기 위해 울고 떼쓰고 있는 내 아이의 모습이 보이기 시작했다.

 나는 일명 '괜찮아 병' '캔디 병'에 오랫동안 숨어 살았다. 힘들고 어려운 상황이 닥칠 때마다 '나는 괜찮아' '나는 문제없어' '다 지나갈 거야' 하며 벌떡 상처를 털고 일어나는 삶을 살았다. 아프고 힘든 상황에는 잠잠히 그 고통에 머물러 아파도 해야 하고 슬퍼해야 할 상황에는 충분한 애도의 시간도 필요하다. 하지만 언제나 아무 일 없었던 것처럼 툭툭 털고 빨리 일어났다.

 때로는 그것이 나만이 가진 초긍정의 장점이기도 했지만 또 다른 문제도 발생했다. 나의 아픔도 대충 넘기는 습관은 타인의 아픔도 잘 보지 못하고, 공감능력도 떨어져 내 아이의 아픔도 잘 느끼지 못하는 무감각한 사람이 되어 있었다.

간혹 남편이 목회가 힘들거나 성도들로 인해 힘겨워하면 있는 그대로 받아주지 못하고 입으로는

"옴마, 당신 힘들었겠다. 정말 속상하겠네"

하면서도 속으로는 '에구, 목사라는 사람이 그것도 못 받아주나?' 라며 남편의 아프고 힘든 마음을 공감하지 못했다.

'저 정도 일로 왜 저래?'

늘 비난하고 평가했다. 내 아이를 바라보는 시선도 그랬다.

'그만할 일로 저렇게 성질 부리다니, 도대체 왜 그래? 누굴 닮아 그런 거야?' 누군가의 마음을 있는 그대로 깊이 있게 공감하는 것이 참 힘들었다. 그러나 그 감정이 나에게도 엄격하게 잣대를 들이밀었다. 조금 힘든 일이 생기면 '이건 대수롭지 않아. 괜찮아' '괴로워도 슬퍼도 나는 안 울어' 캔디처럼 힘든 감정에 머무르지 못하고 금세 벌떡 일어나 괜찮은 척, 안 그런 척 했다.

흔히 문제 아이 뒤에는 문제 부모가 있다고 이야기하지만 문제

아이 뒤에는 아픈 부모가 있다. 문제 아이도 역시 아픈 아이일 뿐이다. 그렇게 배움의 현장에서 새롭게 나를 찾아가는 시간을 가질 무렵, 매주 아이 손을 잡고 놀이치료 다닌 지도 2년이 넘었다. 시간의 흐름에 따라 아이의 표정도 한결 밝아졌다.

놀이치료사 선생님의 귀한 수고도 있지만 되돌아보면 그렇게 바쁜 엄마를 단독으로 몇 시간씩 차지하는 것 자체가 아이에게는 큰 즐거움의 시간이 되었다. 놀이치료 다니며 평소 잘 못 먹던 비싼 아이스크림도 사 먹고, 오가는 길에 만난 예쁜 들꽃도 한참이나 쳐다보며 민들레 홀씨도 후후~ 불며 놀았다. 동생도 없이 엄마를 독차지하게 되니 무척이나 행복해했다.

몇 해가 지나 문득 경민이가 지난 이야기를 꺼냈다.
"엄마, 예전에 내가 엄마한테 '미친 년'이라 말한 거 있잖아. 그때는 그게 무슨 뜻인지도 모르고 그냥 화가 나서 형아들이 쓰는 욕을 나도 한번 해 봤어. 지금 와서 생각해 보니 엄마, 정말 미안해!"

경민이는 무슨 뜻인지도 모르고 그냥 화가 나서 어디선가 들은 욕을 휙 던졌다고 했다. 그런데 시간이 지나 생각해 보니 그렇게 엄청난 큰 욕인지 모르고 했다고 정말 미안하다고 사과를 했다. 그걸 또 기억하고 사과를 하는 아이를 보니 나도 문득 미안한 생각이 들었다.

"그랬구나. 그러고 보니 엄마도 정말 미안해. 너 붙잡고 베란다로 끌고 간 적 있잖아. 기억나니?"

"아, 그때 엄마가 나 죽이려 한거?"

경민이가 다 기억한다는 듯 태연스레 이야기를 했다. 순간 얼마나 얼굴이 화끈거렸는지…….

"옴마야, 그걸 기억하니? 엄마가 죽이려 하기는… 엄마가 그때는 좀 많이 힘들어서, 엄마가 많이 모자라서 그랬지. 너도 정말 많이 놀랐겠다. 엄마가 진심으로 미안해. 사과할게."

그렇게 서로에게 묵혀 두었던 과거의 진실이 밝혀지고 서로 진심어린 사과를 나누며 꼬옥 안아주었다.

교육학자 토드 휘태커는 '마음을 얻어라. 그 다음에 가르쳐라'라고 이야기했다. 우리는 종종 엄마가 아닌 교사가 되려고 한다. 엄마는 엄마일 때 가장 아이들이 행복해한다. 엄마로서 우리 아이들의 감정에 공감해야한다. '아이들에게 공감은 있으면 좋은 것이 아니라 없으면 죽는 것이다.' 라고 하인즈코헛 심리학자는 말했다.

내 자녀를 누구와 비교하지 않고 있는 그대로 존재에 감사할 때 아이는 달라지기 시작한다. 그래서 지은 것이 우리 아이들을 위한 별칭이었다. 첫째 아이에게는 '우리집 첫 번째 보물', 둘째 아이에게는 '우리집 첫 번째 보석'이라는 별칭을 불러주었다. 매일 밤 함께 안아주고 기도해 주고, 초등학생이었지만 자장가도 불러 주었다.

"하나님, 우리 가정에 첫 번째 보물 경민이를 보내주셔서 감사합니다. 우리 가정에 첫 번째 보석 지민이를 보내주셔서 정말 감사합니다. 소중한 보물과 보석, 주님 뜻대로 잘 키우게 해 주세요. 하나님을 사랑하고, 자신의 달란트 따라 멋지게 살아가는 주님의 귀한 일꾼이 되게 해 주세요. 예수님 이름으로 기도드립니다. 아멘!"

보물과 보석의
재발견

초등 3학년 때 일인가? 경민이가 학교 다녀오면서 종이 한 장을 신나게 흔들며 뛰어 들어왔다. ADHD 아이들이 대개 그렇듯 글씨체가 하늘로 날아간다. 삐뚤삐뚤한 글씨체로 잘 알아보기도 힘든 글씨였지만 굵은 연필로 엄마, 아빠 이름으로 지은 삼행시였다.

김 : 김처럼 끓어오르는 엄마의 열정
혜 : 혜경이 엄마 짱
경 : 경민이를 사랑하는 엄마

윤 : 윤인찬 아빠는 최고의 목사님
인 : 인기도 많고
찬 : 찬송할 때도 우렁찬 목소리로

고깃고깃 작은 종이 조각에 쓴 삼행시를 보며 한참이나 가슴깊이 뜨거운 눈물이 흘렀다. 이제야 경민이가 엄마의 사랑을 알아주는구나! 자신을 사랑하는 엄마의 마음을 의심 없이 받아주는 걸 보며 참으로 감사했다.

아이는 믿는 만큼 자란다. 억지로 짜낸 사랑, 나를 참아 억누르며 아이에게 맞춰주는 억지 사랑이 아닌 나를 비워낸 사랑, 있는 그대로의 아이 모습을 받아주는 사랑이 아이를 변화시켰다. 아니 본래 아이의 고운 모습이 드러났다. 하루 이틀이 아닌, 한 달, 두 달이 아닌 1년, 2년... 변함없는 사랑을 보여줄 때 비로소 아이는 불안해하지 않고 마음껏 안심하고 응석도 부려도 되는 사랑 안에서 사랑을 누리게 되었다. 그리고 남들은 알지 못하는 서로에 대한 깊은 신뢰와 믿음이 싹트기 시작했다.

누군가 말했다. 자녀교육에는 '지랄 총량의 법칙'이 있다고. 어느 시기든 자녀를 키우며 저마다 자녀가 떠는 GR의 총량은 정해져 있다. 다만 어느 시기냐에 따라 다르지만 초등학교 저학년 때 한껏 몸살을 했더니 다행히 사춘기 중학생 시절은 편하게 넘어갔다.

고등학교 와서 갑자기 학교에서는 더 이상 배울 것이 없고, 아이들이 수시로 하는 욕밖에 없다며, 대학도 안 가겠다고, 자퇴하겠다고 해서 또 한 번의 몸살도 앓아야 했다. 하지만 전처럼 떼쓰는 모습이 아니라 진지하게 자신의 삶을 찾아가는 모습에 함께 응원하고 충분히 이야기를 들어 주었다. 고3 때는 학교 대신 제과제빵을 배우는 위탁교육으로 방향을 틀어 학교 밖에서의 삶을 인정해 주었다.

그렇게 내 아이를 더욱 잘 이해하고, 이 세상에 하나 밖에 없는 보물과 보석으로의 재발견은 다중지능평가사 공부를 시작하면서이다. 상담공부를 하다보면 분야가 참 다양하다. 어찌 보면 끝도 없다. 때마침 선천적 기질과 8대 지능의 강점 약점을 분석해서 자녀 양육 코칭을 하는 '다중지능평가사'란 새로운 분야를 접하게 되었다.

다중지능 이론은 하버드 대학교 하워드 가드너 교수님에 의해 우리에게 알려졌다. 인간의 지능을 단순한 IQ가 아닌 8가지 지능으로 보았다. 이 8가지 지능은 서로 영향을 주고 받는다. 자신의 강점 지능과 약점 지능을 알고, 강점 지능은 계발하고 약점 지능은 보완하여 행복한 삶을 살도록 돕는 이론이다.

당시 문용린 교수님께서 쓰신 '지력혁명'은 8대 다중지능 이론에 관한 구체적 내용과 각 지능에 맞는 적성과 일, 다중지능 활용법과 다중지능 검사지도 부록으로 있어 공부하는데 많은 도움을 받았다. 문용린 교수님은 암 투병 후 군 부대 인성교육으로 알게 된 푸른나무 재단의 이사장님으로도 다시 뵙게 되었다.

다중지능 이론은 이미 10년 가까이 공부하고 다중지능평가사로 활동하게 되었다. 이후 푸른나무 재단만의 인성교육 CEMD 모델을 개발하신 문용린 교수님을 인성교육 현장에서 다시 뵙게 되니 괜스레 혼자서 반갑고 설레었던 기억이 난다. 창의와 융합의 시대처럼 모든 배움들이 그때는 제각각이었던 것 같은데, 지금 돌아보면 모든 지식들은 새롭게 재결합되고 탄생되는 것을 느낀다.

지문으로 분석하는 다중지능검사는 유전학적인 통계학 자료를 기반으로 우리 아이의 선천적인 기질을 알 수 있고, 이를 바탕으로 부모의 양육태도를 점검하고 도움을 주는 검사였다.

어느 지문이 더 우월하고 좋고 나쁨은 없다. 지도자 유형으로 타고난 사람은 지도자 유형대로 감성형은 감성대로, 원칙주의 아이는 원칙대로 그 타고난 기질을 이해하고 아이에게 다가가면 서로를 이해하게 되고 그 기질의 단점이 아닌 장점으로 긍정적으로 바라보는 눈을 키우게 된다.

경민이에게 있는 수용형 지문과 자유주의형 지문을 공부하고 나니 많은 부분이 이해가 되었다. 이것저것 부산했던 행동들과 엉뚱한 모습들, 꼼꼼하지 못했던 모습들, 항상 어디론가 뛸지 모르는 모습들은 이미 경민가 선천적으로 타고난 기질이었다. 지문공부를 통해 기질을 이해하면서 풀리지 않던 많은 부분들이 술술 해결되었다.

'도대체 내 아이는 왜 이래?' 했던 모습들이 '아, 이래서 그랬구나! 그래서 그런 행동을 했구나!' 더 많이 이해되었다. 한편으론 우리 아이가 가진 창의성을 엉뚱하다고 별나다고 부정적으로 해석하며, 타고난 기질을 존중하지 못하고 내가 가진 틀로서 아이를 해석하고 고치려고 하니 서로가 힘들 뿐이었다.

자녀는 어디선가 뚝 떨어지는 아이가 아니다. 결국 내 아이의 강점도 약점도 우리 부부 사이의 기질의 흐름 따라 주 기질로, 부 기질로 드러난다. 아이에게 드러나는 많은 부분은 이미 우리 부부 에게서 아니 훨씬 더 앞선 할아버지 할머니 세대에서 흘러나온 유 전학적인 부분이 많았다. 결국 내 아이의 성격이나 행동 성향을 함부로 탓할 것이 못 된다.

음악성이 있고 자기이해 지능이 높은 큰 아이는 혼자서 독학으 로 피아노를 치고 작곡을 전공하는 대학생이 되었다. 공간지능과 자연관찰 능력이 뛰어난 작은 아이는 아빠처럼 손끝이 야무지고 아기자기하게 먹기에도 아까운 디저트 요리를 만드는 것이 꿈이 되어 특성화 고등학교의 건강조리학과에 입학을 했다.

큰 사교육비 없이 자신들의 재능을 찾도록 기회를 주고 본인이 하고 싶은 일에 응원했더니 나름 자신만의 꿈을 찾는 아이들이 되 었다. 다중지능검사 파일을 아이들 책상에 가까이 두고 '나는 누 구이며, 나는 무엇을 해야 하나? 나는 어떤 삶을 살고 싶은가?' 생 각날 때마다 그 보고서 파일을 자주 읽어 보라고 했다.

타고나 기질은 쉽게 변하지 않지만 외부 환경의 노출된 영향에 따라 다중지능은 지속적으로 변한다. 그러므로 동시에 질문지법으로 개발된 계속적으로 변하는 다중지능 평가를 스스로 체크해 보면서 자신의 진로와 직업 선정에도 크게 도움을 줄 수 있다.

어떤 검사든 맹신하는 것이 아닌 과학적 결과 도구로, 이해의 한 방편으로 삼아 나를 이해하고 가족을 이해하는 좋은 도구로 사용되어야 한다. '선천적 기질검사와 다중지능'을 통해 약점을 보안할 뿐 아니라 강점을 더 강하게 하는 도구로서 서로의 다름을 이해하고 즐기며, 남과 비교하지 않고 자신만의 세계로 꿈꾸며 나아가는 가정들이 되길 소망한다.

다중지능 검사로 우리 아이들에 대해 더 잘 이해하고 도움을 받았다. 이제는 나와 같이 아이로 인해 힘들어 하는 부모들, 혹은 내 배우자랑 너무 안 맞아서 힘들다고 하는 이들에게, 혹은 내가 정한 진로가 내 기질과 맞는지 궁금한 이들에게 작은 삶의 길잡이가 되어준다. 또한 서로를 이해하며 보다 풍성한 삶을 살도록 돕는 다중지능평가사로 살아가고 있다.

때때로 내가 흘린 눈물이 내 사명이 된다. 내 아이가 학교생활, 사회생활이나 제대로 할런지 오랜 시간 마음의 숙제를 안고 살았다. 어디 가서 마음껏 티도 못 내고, 혼자서 운 시간들도 많았다. 전쟁 같은 육아의 시간이 지나고, 이제 우리 아이들은 엄마의 가장 든든한 후원자이자 지지자가 되었다. 암 투병할 때도 스스로 밥을 챙겨먹고, 자립심 있는 아이들로 자랐다. 엄마의 빈 자리를 불평없이 잘 이겨내 준 아이들이 고맙다.

가끔 병실에서 어린 아이를 둔 암 환자를 만나게 된다. 갓 돌 지난 아이, 아직 한창 엄마의 손길이 필요한 아이를 둔 엄마들, 저녁마다, 혹은 주말에 엄마 보러 병실로 들어오는 아이들도 있다. 엄마의 손길을 대신해서 돌봐주는 손길들을 더해 주시고, 아이들도 구김없이 잘 자라기를 가만히 기도드린다.

최근 다중지능의 나의 사부님이신 송현미대표님께서 '듣는마음 연구소'를 개소하셨다. 그동안 유치원 부모교육이나 다중지능을 활용한 진로특강으로 고등학교도 함께 강의를 갔다. 부족한 나를 늘 격려해 주시고 잘 이끌어 주셨다. 투병 생활 동안 좋은 유트브 강의도 보내주시고, 필사책도 선물로 보내주셨다.

'듣는마음연구소'를 통해 보다 많은 부모와 자녀들이 행복해지고, 진정한 사랑의 기술, 듣는 마음이 각 가정마다 직장마다 가득하기를 소망한다.

4부

암 치유, 꿈 치유

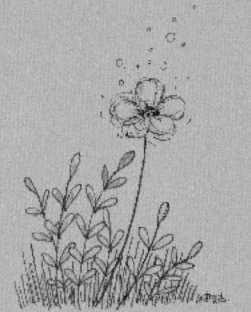

방사선 치료와 함께 시작된 꿈을 향한 도전
꿈목록, 버킷리스트
뚜벅이 강사, 치열한 생계형 강사
전국구 강의 현장 속으로...
펀펀힐링센터의 시작
암치유, 맘치유에서
맘치유, 꿈치유로...
춤추는 삶, 꿈꾸는 삶으로 고고씽!

방사선 치료와 함께 시작한 꿈을 향한 도전

'나는 더 많은 일을 하기 위해 건강하기를 기도했지만 주님은 더 가치 있는 일을 하라고 내게 병을 허락하셨다.'

어디선가 본 어느 기도문의 일부분이다. 결혼 후 첫 아이 돌 무렵 시작된 개척교회! 나의 30대는 그렇게 한 교회를 세우는 일에 전력질주를 다했다. 하루도 쉬지 않고 부지런히 돌아다녔다. 그것이 주님이 원하는 일이고 우리교회가 부흥되는 일인 줄 알았다.

이 기도문을 읽는 순간 '내게 진정한 가치 있는 일이란 무엇인가?'에 대해 물었다. 그것은 곧 나는 누구이며, 남은 제2의 인생은 어떻게 살아야하는 지에 대한 고민으로 이어졌다. 사춘기 아들을 둔 중년의 엄마가 되었는데, 내 안의 질문은 사춘기 소녀마냥 길게 늘어졌다.

삐거덕 거리는 침상에 누워 옆에서 들려오는 코고는 소리에 밤새 잠이 오지 않는 날들도 많았다. 이 생각 저 생각으로 뒤척이다가 병상에 누워 이대로 천국가도 좋지만 혹 후회되거나 아쉬운 일은 무엇인지에 대해 생각한 적이 있다.

그리 대단한 삶은 아니지만 그래도 우리 아이들에게 엄마의 이야기를 남겨주고 싶었다. 예고도 없이 먼저 떠난 엄마의 삶이 안타까워 더 그런 꿈을 품었는지도 모르겠다.

병원에서 음악치료사 선생님과 음악치료 몇 회기를 하며 마지막 시간에 버킷리스트, 죽기 전에 꼭 해보고 싶은 일을 작성하는 시간을 가졌다. 대부분 세계일주나 여행이 앞섰지만 내 경우는 주저 없이 떠오른 첫 번째 목록이 바로 책을 내는 일이었다.

내 끊임없는 글쓰기 습관 때문이었는지 양천구 살던 시절, 첫 아이 경민이 임신하고 만삭의 몸으로 참여한 양천구민 백일장대회에서 산문부문 대상을 타기도 했다. 파주에 살던 때에는 파주 새마을 문고 독서 모임을 통해 지역의 백일장도 나가고, 경기도 기예경진대회도 참여했다.

젖먹이 어린 아이를 맡길 때는 마땅치 않고 언제나 등에는 껌딱지 같은 우리 아이를 업고 대회를 참여했다. 제발 글짓기 할 시간에는 잠이 푹 들라고 수차례 기도를 드렸다. 다행히 엄마 마음을 알았을까? 글짓기 대회 시간 동안에는 쌕쌕 잘도 잤다.

학창시절에는 언제나 '가작'이나 '입선'이 전부였다. 글쓰기에 다소 주눅이 들었다. 늘 대상이나 장원 받는 친구들을 부러워만 했다. 아줌마가 되어 삶의 스토리가 쌓여 그런지 내가 참여한 대회마다 장원이나 최우수상을 안겨 주셨다. 그 바람에 몇몇 심사위원님의 추천으로 2003년 한국문인협회 '수필가'로 등단하는 기쁨을 맛보았다.

몇 년 동안 문학모임도 열심히 나가고 지민이를 업고 시낭송회를 참여할 정도로 열정이 뜨거웠다. 하지만 개척교회 시작 이후로 그 열정도 내려놓을 수밖에 없었다. 시간과 비용이 나만의 문학세계를 논할 만큼 이기적이지 못했고, 여유가 없었다. 그것도 내게는 사치스런 일이었다.

병실에 누워 뒤척이며 정말 내가 하고 싶은 일이 글쓰는 일이며, 책을 발간하는 일이란 사실을 깨달았다. 병원생활 틈틈이 SNS활동으로 세상과 소통하는 일은 내게 큰 힘과 위로가 되었다.

많은 사람들이 그 내용을 엮어 책으로 내 보라고 부족한 내 글에 응원을 해 주시기도 했다.

책을 내고 싶다는 꿈이 병실 침대 한쪽 귀퉁이에서 삐거덕 거리며 꿈틀거렸다. 그 꿈은 결국 방사선 치료 중 SNS를 통해 알게 된 한 인문학 연구소에서 '책쓰기 교실'과 '인문학 공부'라는 새로운 세계로 내 걸음을 옮기게 했다. 다른 환자들이 일주일에 꼭 한번 아침 일찍 외출 나가는 나를 궁금해 했다.

"혜경 씨, 혼자서 어딜 그렇게 다녀? 환자가 그냥 쉬지 뭐한다고 일찍부터 병원을 나서는 거야?"

나는 늘 대답 대신,

'꿈이 있어요' 속으로 한마디 하며 빙그레 웃었다.

천국은 아무나 가는 곳이 아니야. 오늘 갈지 내일 갈 지, 행여 누가 먼저 갈지 아무도 알 수 없는 곳이지만 천국여행 떠나기 전 책으로 함께 떠날 인생여행, 추억여행! 방사선보다 더 강렬한 꿈의 빛이 내 안에 살며시 다가왔다.

꿈목록, 버킷리스트

첫 번째 버킷리스트로 '책쓰기'를 작성하면서 이어서 몇 가지 떠오르는 대로 꿈목록을 작성했다. 당시 병원에서 끄적인 버킷리스트는 다음과 같다.

1. 책쓰기
2. 시 낭송회, 콘서트
3. 합창단 가입, 드레스 입기
4. 여행(유럽, 세계 선교지)
5. 앙콜웨딩 촬영
6. 스키타기
7. 전국, 세계적 강연 다니기
8. 독서모임, 성경공부모임
9. 빨간 차 사기

10. 싱글맘, 선교사님 맘껏 후원하기

11. 부부 강연, 데이트학교

　방사선 치료와 동시에 책쓰기 공부를 했다. 그로부터 6개월, 그동안 틈틈이 써 둔 글들을 모아 '암치유 맘치유' 첫 책이 세상에 태어났다. 정말 기적과 같은 일이었다. 책을 쓰면서, 다시한번 내 삶을 돌아보며 글쓰기 치유의 힘을 느꼈다. 책 쓰다 울기도 하고, 나를 재정비하는 시간이 되었다. 때로는 후유증도 있고, 그냥 포기해 버릴까? 하는 순간도 있었지만, 간절함이 꿈을 이루게 하는 걸까? 한 걸음 한 걸음 걷다보니 해산의 수고처럼 첫 책이 나왔다.

　출간 후 5년의 시간이 흘렀다. 첫 책을 정리해서 개정판을 내야지 했다. 그런데 내내 미루고만 있었다. 올해 초 유방 복원수술 후 곧바로 코로나19가 전 세계를 위협했다. 모든 강의도 중지되었다. 마침 내 몸을 회복할 시간이 필요했기에 복원수술 후 그냥 편한 마음으로 시간을 보냈다.

　어느 날 매일 TV 앞에서만 뒹굴던 내게 우리 아들이 한마디 했다.

　"엄마, 맨날 TV만 보고 실망이야. 이럴 때 엄마가 좋아하는 일을 해. 글을 써!"

그 아들의 한마디가 하나님 말씀처럼 들렸다. 때마침 대구에 사모로 있는 친구 경은이에게서 연락이 왔다.

"혜경아, 우리 성도님 중 암 투병하시는 분이 계시는데 네 책 선물해 드리고 싶다. 빨리 책 좀 써라. 틈틈이 간식도 사 먹으며 책 써!" 하며 얼마의 용돈을 보내왔다. 하나님이 아들과 친구를 통해 보내시는 싸인인가 보다 하고 다시금 힘을 내어 쓰게 되었다.

코로나19로 힘들어할 때, 도리어 그 시간들이 내게는 두 번째 책을 쓸 수 있는 기회가 되었다. 위기 상황은 늘 변함없이 주어지지만, 그 위기를 기회로 잡을지, 상황에 파 묻혀 주변을 원망만 할지 선택은 각자의 몫이다.

첫 번째 버킷리스트는 내가 건강할 때가 아닌, 암 환자가 되어서야 비로소 이루게 하셨다. 첫 책에 이어 두 번째 책을 낸 것도 유방 복원수술 후 개정판 쓰기에 도전했다. 세 번째 책은 아프지 않을 때 쓸 수 있기를 기도드린다. 쓰다 보니 계속 쓰고 싶은 테마가 생각났다. 개척교회 사모님들을 위한 책, 어린 자녀를 키우는 엄마들을 위한 육아시, 새벽 산책길에 만난 꽃, 벌레, 나무, 하늘, 숲 속 친구들 이야기... 혼자서 시집 제목도 정해놨다. '푸른햇살

초록향기' 언젠가 또한번의 출산의 즐거운 비명을 기대해 본다.

  두 번째, 세 번째 꿈목록은 시 낭송회나 북 콘서트를 여는 것, 예쁜 드레스 입고 부부 합창단을 해 보고 싶다는 꿈을 꾸었다. '암치유 맘치유' 첫 책이 나오고 우리교회 카페에서 출판기념 감사예배를 드렸다. 남편이 예쁜 현수막도 만들어 주고 모든 일을 기획해 주어서 참 고마웠다. 우리 성도님들과 친구들, 이웃 교회 목사님 사모님들도 함께 와서 축하인사와 귀한 말씀도 전해 주셨다.
  또 이날 우리 아이들이 암을 잘 이겨내고, 첫 책을 펴낸 기쁨을 함께 나누며 엄마를 위해 큰 아이는 편지글로, 둘째 아이는 노래로 축복해 주었다. 난생처음 팬 사인회도 해 보았다. 나를 사랑하는 이들이 한자리에 모여 첫 책을 축하해 주고, 싸인을 받으려고 기다려주는 모습은 가슴 뭉클했다.
  어쩌면 암이란 녀석이 내게 또 다른 삶을 경험하게 해 주어 고맙기까지 했다. 다시한번 경험하겠느냐 하면 절로 손사래를 치겠지만, 분명한 것은 암이란 긴 터널을 통과한 후에 생각지도 못한 선물이 기다리고 있었다. 물론 가만히 절로 굴러 들어온 것은 아니다. 생의 간절한 꿈을 붙잡고, 용기 내어 내 꿈을 향해 한 걸음

전진했을 때 새로운 세상이 열렸다. 어디선가 꿈의 응원자를 보내시고, 퍼즐처럼 내 인생의 조각들이 그분의 손 안에 다시 디자인됨을 느꼈다. 내 육체가 수술로, 독한 약물로 재정비되는 동시에 내 인생도 새롭게 만드셨다.

네 번째 꿈목록은 해외여행, 유럽이나 지인 선교사님들의 선교지 탐방이었다. 해외여행은 딱 한번 신혼여행 때 태국으로 가 본 것이 전부였다. 하나님 만드신 멋진 세상을 더 많이 보고 누리고 싶다는 생각이 들었다. 누구나 한번쯤 꿈꾸는 세계여행!

흩어진 대학 동창 친구들이 내 암 투병 소식으로 '우리가 마냥 건강한 것이 아니구나!'라는 생각을 갖고 다시 하나로 뭉쳤다. "혜경이 암 투병 끝나면 해외여행 한번 가자!" 그랬던 말이 정말 현실로 이루어졌다. 방사선 치료를 끝낸 그해 겨울 우리는 첫 해외여행지, 대만으로 떠났다. 대만 편의점에서 만난 우리나라 컵라면은 어찌 그리 반갑던지… 중국 출장 경험이 많은 친구가 언어가 되니, 패키지가 아닌 우리들만의 자유여행으로 꿈에 그리던 비행기를 탔다. 늘 병원으로만 다니던 캐리어 가방은 첫 공항 나들이로 함께 했다.

대만에는 아는 선교사님도 계셔 그 선교지도 방문해서 함께 기도도 드렸다. 아직 신앙생활하지 않는 친구들도 있었는데 흔쾌히 선교지 방문도 함께 해 주어 고마웠다. 해외여행와 선교지 방문을 동시에 이루어주셔서 더욱 감사했다.

또 친정 식구들도 온 가족 해외여행 한번 가는 것이 부모님 꿈이었다. 중국 칭따오로 여행을 다녀오게 되었다. 우리 가족 모두 막연히 삶은 연장되고 기다려 줄 꺼라 생각했다. 그러나 그러지 못할 상황이 온다는 것을 내 암 투병을 통해 더욱 절실히 느꼈다. 결국 암을 통해 우리 친정 식구들과 첫 해외여행을 나서게 되었다. 첫 가족 해외여행에서 돌아오는 길, 친정 아버지는 "이제 죽어도 여한이 없다" 하셨다. 지금도 친정 아버지 카톡 프로필 배경사진에는 칭따오 어느 공원에서 찍은 가족들이 옹기종기 모여 환하게 웃고 있다.

일곱 번째 꿈목록으로 전국적, 세계적 강사라고 적었다. 아프면서 내 삶을 돌아보는 중, 문득 청년시절 하던 산업교육 기업 강사 때의 일이 생각났다. 기업 강사로 일할 당시, 갑작스런 초스피드 결혼으로 새로운 인생을 맞이했다. 모든 것을 내려놓고 사모라는 옷으로, 아내이자 엄마로 수 년을 살아왔다. 후회는 없다. 연애에 지친, 오랜 기다림에 지친 나를 구원해 준 남편이 고마울 뿐이다. 지금도 서로가 서로를 구원해 주었다고 놀리기도 하지만… 그래도 가끔은 하다만 대학원 공부며, 나름 신나게 커리어우먼으로 일하던 삶에 대한 막연한 그리움이 있었다.

암이란 커다란 빙산을 마주하면서 잠시 묻어 두었던 내 꿈들이 꿈틀거렸다. 그저 막연히 전국구, 세계적인 강사가 되고 싶다고 버킷리스트에 적었다. 그 말이 씨가 되었는 지 지금은 학교로 군부대로, 복지관으로 여러 다양한 곳으로 강사로 쓰임받게 되었다. 암 환자가 전국구 강사가 되다니, 내가 생각해도 전혀 예상하지 못했던 인생이 펼쳐졌다.

하나님이 나의 청년시절 산업교육, 기업교육 강사로서의 7여 년의 시간들도 다 기억하고 계심을 느꼈다. 세월은 지났지만 고스란히 내 세포가 기억하고 강의현장에서 어떻게 하면 교육생들과 잘 소통할 수 있는지, 처음엔 두려웠지만 점차 즐기면서 강의하게 되었다.

하나님이 암 투병 잘 끝냈다고 주시는 선물인지, 생각지도 않게 내 강의는 많은 곳에서 좋은 반응을 얻고 한 해 한 해 성장하고 불러주는 곳도 점점 많아졌다. 유치원 아이들부터, 초중고등학생, 대학생, 직장인, 주부, 노인층에 이르기까지 매일 다양한 대상과 다양한 컨텐츠를 사회 곳곳에 전했다.

나 혼자 차도 없이 뚜벅이 강사로 몇 년간 참 열심히 뛰었다.

"저는 오늘 BMW를 타고 이 곳 강의장까지 잘 왔습니다." 그러면 교육생들은 일제히 '와~' 하기도 하고 '아니, 저 강사 뭐냐? 자기 차 자랑이냐?' 묘한 표정이 오버랩된다.

"제 BMW는 Bus, Metro, Walking, 대한민국 최고의 대중교통과 뚜벅이, 튼튼한 두 다리로 여기까지 잘 왔습니다."라고 인사를 했다. 게다가 내가 암 환자인 줄 알면 다들 놀랐다. 나도 암 투병 이전보다 이후에 더 활동량이 늘어나고 안하던 강의까지 하면서 '이건 내 능력이 아니야.' 누군가의 힘으로 전국적으로, 대한민국 사회 곳곳에 나가 일하도록 도와주시는 힘을 느꼈다.

여덟 번째 독서모임, 성경공부모임의 꿈도 적었다. 늘 육아에 지친 엄마들을 보면 조금이라도 도와주고 싶은 마음이 들었다. 우리교회 성도님을 비롯 인근 엄마들과 함께 '자녀사랑교실'을 만들었다. 단기간이었지만 '5가지 사랑의 언어' 책으로 치유가 일어나는 독서모임을 진행했다. 또 성경전체 개관을 알기 쉽게 쓴 '성경 파노라마' 책으로 성경통독반과 '성경의 여성들'이란 주제로 성경공부 모임을 진행했다. 성경에 나오는 여성 인물들을 한 사람씩 공부하며, 하나님이 기뻐하시는 여성에 대한 삶을 나누기도 했다.

아홉 번째 빨간 차 사기! 청년 시절 내가 타고 다닌 차는 일명 깍두기라 불리는 빨간 티코였다. 결혼과 동시에 친정에 두고 왔다. 그 이후 남편의 승용차를 필요에 따라 가끔 몰았다. 그러다 개척교회를 하며 승합차와 승용차 두 대를 다 가지고 있기엔 여력이 되지 않았다. 결국 교회 승합차는 성도님들의 발이 되니 그대로 두고, 남편의 승용차는 중고로 팔았다. 그 후 내 면허증은 거의 15년간 장롱면허증이 되었다. 추억의 티코가 생각났는 지 빨간 차 갖기를 아홉 번째 버킷 리스트로 적었다.

재작년인가? 가만히 있어도 절로 땀이 쏟아지는 더운 여름날, 푸드테라피 수업을 위해 온갖 재료들을 잔뜩 싣고 대중교통으로 오가다 결국 더위를 먹었다. 이 소식을 들은 친정 부모님이 마음이 많이 아프셨나보다. 암 투병 하고 힘든 딸이 강사 한다고 차도 없이 이래저래 다니는 모습이 안쓰러우셨는 지 중고차 사라고 용돈을 보내주셨다. 곧장 사야했는데, '그냥 좀 참으면 되지, 대중교통으로 또 다니면 되지' 하며 그 돈이 또 아까워 살림에 보태 쓰다 보니 차는 저 멀리 날아가 버렸다.

그러다 작년 8월 말, 암 5년차 정기검진을 받으러 갔다. 늘 그렇듯 정기검진 받으러 갈 때마다 혹시나? 조마조마하다. 다행히 좋은 소식을 주셨다. 무사히 5년을 잘 이겨냈다고 축하해 주셨다. 병원을 나서는 순간, 5년간 잘 견디고 애써 준 나에게 무언가 선물을 해 주고 싶었다.

'그래, 과감히 저지르자! 그리고 더 열심히 일하자' 중고차를 뽑으려고 했는데 남편의 강력한 지지로 새 차를 뽑았다. 물론 60개월 할부로... 나보다 주변의 사람들이 더 많이 축하해 주었다.

"내 차를 산 것보다 혜경 선생님이 차를 샀다니 제가 더 기뻐요!"

주변에서 내가 차도 없이 뚜벅이 강사로 힘들게 일하는 걸 지켜본 사람들은 모두가 동일하게 한마음으로 축복해 주었다.

"엄마, 빨간 차는 호불호가 나뉘는데 엄마가 빨간 차 타는 건 진짜 아니다! 잘못 하면 완전 촌스러워~" 아이들의 강력한 반대로 무난한 흰 차로 구입했다.

'녀석들, 이 엄마도 세련될 수 있는데…' 하는 마음도 있었지만, 가족의 적극 추천으로 화이트로 결정했다. 지금도 군 부대로, 푸드테라피 수업으로 여러 가지 물품을 넣고 운전을 한다. 특히 한강 다리를 건널 때는 '내가 한강 다리 위를 달리며 운전을 다하다니…' 서울 오고 싶었던 아주 어릴 적 꿈도 생각나 감격스럽고 감사할 때가 한 두 번이 아니다.

열 번째는 싱글맘, 선교사님 맘껏 후원하기로 적었다. 여성 치유사역 '러빙유' 사역을 하며 알게 된 단체가 있었다. 사별 혹은 이혼으로 싱글 여성들을 위한 '다비다' 사역이었다. 어느 해 인가 '다비다' 모임의 여성들을 위한 러빙유가 열렸고, 그때 당시 내가 영적 디렉터를 맡았었다. 그것이 인연이 되어 다비다 정기모임도 나가고 작게 후원을 시작했다.

25년 전, 김혜란 목사님은 남편 목사님과 사별 후 같은 고통에 있는 여성들을 위해 다비다 모임을 설립하셨다. 또한 장순덕 전도사님은 부산에서 '다비다 자매회' 모임을 8년째 설립해서 이끌어오고 계신다. 상처가 별이 되고 눈물이 사명이 된 두 분, 김혜란 목사님과 장순덕 전도사님! 자신의 아픔을 통해 더 많은 싱글 여성들의 삶을 위해 큰 언니가 되어주시고 헌신하신 모습은 참 감동적이었다. 큰 금액은 아니지만 매달 마음을 모으고 다비다 사역에 동참하며 기도해 왔다. 작년 여름에는 서울 다비다 힐링캠프 때 강사로도 초대해 주셨다. 특히 부산 다비다 힐링캠프는 전속 강사로 매년 불러 주셨다. 매년 캠프에 동참하며 내가 더 큰 은혜를 받고 돌아왔다. 돌아올 때는 지방 특산물이라며 미역이며 노가리 등 푸짐한 선물을 늘 안겨주셨다.

열 번째 버킷리스트로 무심히 쓴 것 같았는데, 어느새 나도 모르게 다비다 사역을 응원하고, 더 깊이 동역하는 귀한 관계가 되었다. 앞으로도 다비다 사역과 선교사님들 위해 기도하며, 물질로도 섬길 수 있기를 기도드린다.

마지막 열 한 번째는 버킷리스트로 부부강연, 데이트 학교라고 썼다. 남편과 첫 만남에서 우리의 공통점이 있다면 함께 부부 강연을 하고 가정을 돕는 가정사역을 하고 싶은 꿈이 있었다. 결혼 예비학교 보다 더 앞선 데이트학교, 혹은 결혼 후에라도 건강한 부부, 행복한 자녀와의 소통 등 가정생활에 대해 도움을 주는 사역을 하고 싶었다. 아직은 활발히 진행하고 있지는 못하지만 언젠가 우리 부부가 더 성숙되고 다듬어지면 주님이 써 주시지 않을까 기도하고 있다.

돌아보니 암 투병 때 적은 버킷리스트 중 앵콜웨딩 촬영과 스키타기, 부부강연의 꿈 이외는 거의 다 이루어 주셨다. 5년 전에는 꿈같은 일들, 버킷리스트였는데 절반 이상이 꿈꾸는 목록이 아닌 이루어진 꿈목록이 되었다.

올해는 결혼 20주년 되는 해이다. 주변에서 온 가족이 함께 웨딩드레스 입고, 턱시도 입고 찍은 사진을 보면 참 부러웠다. 우리 가족도 앙콜웨딩 촬영을 해 보고 싶다는 생각을 했다. 남편은 내내 멋쩍은 지 싫다고 했다. 자꾸 그러면 남자를 확~ 바꿔 버리겠다고 엄포도 놓았다. 우리 아이들도 예쁜 드레스를, 멋진 양복을 입고 싶은 지 얼마 전 엄마의 꿈에 한 표를 던져 주었다. 암치유 뽕치유도 했는데 살짝 봉긋한 가슴이 드러나는 예쁜 드레스를 입고 온 가족 웨딩사진을 찍어 볼 꿈도 꾸어본다. 어쩌면 올 결혼 20주년 기념일엔 앙콜웨딩 사진의 꿈도 이루어지지 않을까?

그저 막연하게 병원에서 음악치료사 선생님과 함께 예술 치료 중 써 본 버킷리스트가 때를 따라 하나, 둘 이루어주심이 너무 신기하고 놀라웠다. '적자생존'이란는 말이 있다. 원래 뜻은 환경에 적합한 자, 강한 자가 살아남는다는 뜻이지만 글쓰기 강의 때는 종종 다른 의미로 재미있게 말씀드리기도 했다. '적자생존, 적는 자는 살아남는다' 다른 말로 하면, 내 꿈을 글로 적어보자는 의미다.

막연히 머리로 꿈꾸지 말고 노트에 하나, 둘 내 꿈을 적어보자. 꿈을 마음에 품는 사람과 꿈을 펜을 들고 노트에 적는 사람은 차이가 있다. 그리고 그 적은 꿈을 냉장고나 책상에 매일 보이는 곳에 붙여 놓고 수시로 들여다 보자. 아마도 우리의 뇌세포가 무의식으로라도 그 글을 읽고 볼 때마다 내 삶의 방향의 이정표가 되어 내 꿈을 향해 나아가게 할 것이다.

예일대에서 설문조사한 연구보고서에 의하면, 목표가 없다고 응답한 사람은 27%, 뚜렷하고 구체적이지 않은 막연한 목표를 생각하는 사람은 60%, 글을 쓰지 않았지만 구체적인 목표를 항상 생각하고 있는 사람은 10%, 단 3%만이 글로 구체적으로 자신이 쓴 인생의 비전, 목표, 계획을 갖고 있다고 응답했다.

수 년이 지나 추적 조사한 결과 3% 글로 구체적인 자신의 비전과 목표를 갖고 있었던 사람은 글로 쓰지 않았지만 구체적 목표를 항상 생각하고 있었던 사람 10% 보다 훨씬 더 높은 삶의 만족도와 실제 그 꿈을 이루고 사는 사람들이 많았다는 보고서가 있다.

환자라고 꿈꾸지 말라는 법은 없다. 오히려 더 절박한 순간에 그 꿈이 자신을 살아있게 하고, 건강한 세포들이 더 활발하게 움직이지 않을까? 암의 종류와 그 깊이는 너무 다양해서 함부로 이야기할 수는 없다. 건강할 때 꿈꾸지 못했던 일들을 오히려 독한 항암제를 맞으며 새롭게 내 인생을 돌아보고 새로운 꿈을 꾸는 계기가 되었다. 장난처럼 적어 내려간 막연한 일들이 실제 하나, 둘 이루어지는 것을 보며 꿈은 꿈꾸는 자의 것임을 다시한번 느꼈다.

암이란 커다란 시련 앞에 지레 겁먹고 자신의 삶을 포기하지 말고, '암, 너도 내게 딱 걸렸어!' 하며 외쳐보자. 지금 할 수 있는 최선의 치료도 열심히 받고, 치료 이후 내가 꼭 하고 싶었던 일들을 하나, 둘 노트에 적어보자. 그 글자들이 살아 움직여 우리의 삶을 이끌어 갈 것이다. 판도라 상자의 마지막 남은 희망이란 글자처럼…

자존감을 높이는 푸드테라피

어릴 적 음식을 조금이라도 남기면 할머니는 혼을 내셨다. "음식 갖고 장난치는 거 아니야" 그랬던 시절이 있었다. 세월이 흘러 이제는 음식 갖고 장난도 치고, 놀이도 하는 시대가 되었다. 재미있게 장난치고 난 뒤 그 음식들을 맛있게 먹는다. 음식은 사람들의 마음을 여는 마법이 있다. 어린 아이부터 어른에 이르기까지 맛있는 음식을 싫어하는 사람은 아무도 없다.

어느 리서치에서 '언제 가장 행복하세요?' 라는 설문 1위는 '사랑하는 사람과 맛있는 것을 먹을 때 가장 행복하다.'라고 했듯이 음식으로 인해 쉽게 친구가 되고 마음을 열게 된다. 푸드테라피는 그런 점에서 전 연령에게 쉽고 친숙하게 다가가는 큰 장점이 있다. 하나님이 주신 재료로 자신의 마음을 표현하고, 음식을 통해 자신을 통찰하고 상대를 이해하는 도구가 된다. 레시피를 알려주고 따라하는 요리교실과 달리 요리과정을 통해 자신의 마음을 알아가고 치유하는 데 목적이 있다.

 암 투병 후 책쓰기 교실과 인문학 공부를 시작하면서 세계아동요리협회 백항선협회장님을 만났다. 요리 기능장이시면서 요리와 마음을 연결하는 새로운 교육법으로 '불만없는 아동요리'를 개발하시고, 아동요리지도사 자격과정을 시작하셨다.
 '없어 못 먹고, 안 줘 못 먹는 전천후 식성'을 지닌, 뭐든 가리지 않고 뚝딱뚝딱 잘 먹는 식성을 지녔지만 사실 요리하는 것은 그리 즐기지는 않는 편이었다. 누군가가 맛있게 요리한 것을 잘 먹지만 누군가를 위해 요리하는 것은 조금 힘겨워하는 편이다.
 개척교회 사모를 하면서 매주일 꼬박 성도들을 위해 주일점심을 섬겨야 하니 그 바람에 요리하는 것을 겁내지 않고 열심히 하게 되었다. 개척 초기 국 끓일 때마다 '하나님, 무조건 맛있어야 합니다. 아시죠?' 국자 들고 열심히 기도한 기억도 난다. 한, 두 시간 열심히 만든 요리를 단 10분 만에 뚝딱 먹고 끝내는 건 어딘지 모르게 조금 허무함을 느끼기도 했다. 요리 만들기보다 먹기를 좋아하는 나였지만, 푸드를 이용해 누군가의 마음을 표현하고 소통하는 도구가 되는 것이 신기하고, 교육의 도구가 되는 것이 매력적이었다.

이런 나와 달리 요리 자체를 즐기는 딸과 함께 '아동요리지도사' 과정을 듣게 되었다. 나보다 딸 지민이가 더 많은 관심을 갖고 자격과정에 흥미를 보였다. 내가 좋아서 시작 했다기보다 딸이 관심을 보이니 그 바람에 나도 '아동요리지도사' 과정에 도전하게 되었다. 우리 모녀는 나란히 앉아서 또띠아 피자로 자신의 얼굴도 만들고, 지난 추억 중 가장 행복했던 순간을 과자로, 음식으로 표현해 보기도 하며 서로에 대해 더 많이 알아가는 소중한 시간을 가졌다. 이후 심화 과정으로 '요리심리상담사' 과정도 이수하고 세계아동요리협회 고양지사를 맡게 되었다.

막상 자격증은 땄지만 어떻게 나를 알리고 시작해야 할지 막막했다. 하지만 장롱면허증으로 묵혀 두지는 않으리라는 결심이 섰다. 때때로 꿈은 절박함을 통해 나타난다. 암 투병 후 몸은 완전히 회복되지 않았지만 그냥 가만히 쉴 수 없는 상황이었다. 개척교회 재정은 늘 그렇듯 어려웠으니, 우리 아이들 공부나 가정 살림살이는 내가 책임져야겠다는 생각을 했다. 무어라도 해서 당장 먹고 살아야한다는 절박함이 앞섰다.

우선 우리교회 상가에 전단지를 만들어 붙였다. 오래 전에 아이들 논술이나 글쓰기를 지도한 경험이 있어 '맛있는 글쓰기 교실'이란 타이틀로 초등학생 모집을, '창의 감성교실'이란 이름으로 유치부 아이들 모집을 했다. 감사하게도 요리에, 또한 글쓰기에 관심 있는 친구들이 모였다. 초등부 8명, 유치부 6명이 모집되었고 매주 한 번씩 아이들과 함께 아동요리를 했다.

초등부 학생들은 글쓰기도 함께 지도했다. 창의아동요리 활동으로 각자가 만든 푸드 작품과 연관된 글쓰기를 지도했다. 대부분 글쓰기를 지도하면 아이들은 무얼 써야 할 지 몰라 연필만 굴렸다. 아이들에게 글 쓰는 즐거움을 전해주고 싶었다.

"맞춤법, 띄어쓰기는 전혀 상관하지 말고, 선생님은 오로지 질보다 양이야. 무조건 많이 쓰는 친구들에게는 수업 후 남은 과자나 재료 몽땅 보너스로 줄게."

이 때부터 아이들은 앞 다투어 떠오르는 대로 빼곡히 자신의 생각을 적기 시작했다. 각자 자기가 만든 푸드 작품을 보고, 이 작품을 누구랑 먹고 싶은 지, 이 작품을 만들면서 떠오르는 생각이나 느낌들을 써 보라고 했다. 처음엔 뭘 써야 할지 모르는 친구들도 한 주, 두 주 시간이 지나면서 맛있는 글쓰기 시간을 즐기게 되었다.

유치부 친구들은 5~7세 친구들이었다. 유치부 친구들은 일제히 한마음으로 예쁜 머릿수건과 앞치마를 앙증맞게 두르고 왔다. 꼬마 요리사로 변신! 6, 7세 친구들은 주제를 주면 그 주제에 따라 나름 자신의 생각을 담아 요리에 표현을 했다. 문제는 5세 친구였다. 금세 뚝딱 다 했다고 하고 여기저기 돌아다녔다. 제대로 포장해 갈 수 있는 모양을 만들기 위해 친구들 푸드 작품에 내가 더 많은 노력을 해야 했다.

처음으로 유치원이나 어린이집 선생님들의 수고를 온몸으로 체험했다. 그러나 아이들이 한번 웃어주는 그 미소는 얼마나 예쁜지, 당시 매주 화요일 수업이었는데, 꼬마 친구들이 모두가 "요리선생님, 저는 화요일이 제일 좋아요!" 하며 눈웃음 칠 때는 그렇게 사랑스러울 수가 없었다.

당시 내 별칭이 요리선생님이었다. 내가 생각해도 웃음이 났다.

요리도 잘 못하는데... 그저 요리라는 도구로 글쓰기 지도와 자존감 향상 및 인성교육을 주로 했는데 눈에 드러나는 일은 요리이다 보니 아이들은 쉽게 나를 요리 선생님이라 불렀다. 그렇게 아이들과 한 주 한 주 수업한 내용을 SNS로 공유하고, 조금씩 푸드테라피 강사로 알려지게 되었다. 또한 푸드테라피 강사양성과정도 실시하게 되었다. 처음에는 지인들이, 나중에는 SNS를 보고 지방에서도 많은 분들이 찾아와 주셨다. 조금씩 활동을 꾸준히 하면서 여기저기 찾는 곳들이 늘어났다.

장롱면허증을 가진 많은 분들은 첫 시작을 어떻게 해야 할지 모르겠다고 하신다. 완벽히 알고 난 뒤 시작하겠다고 결심하면 대부분 영원히 시작할 수 없다. 일단 저지르고 배워가며 고민하고 연구해 가며 자신의 경력을 쌓아가야 한다. 아무도 내 존재를 몰라줄 그때라도 자격증을 땄다면 용기 있게 한발 내딛어야 한다. 가만히 있으면 아무도 나를 도와주지 못한다. 그러나 내가 한 발 내밀면 그때부터는 어디선가 도움의 손길이 작동한다.

요단강도 앞선 지도자들이 한 발 내밀었을 때 물은 멈춰 섰고, 기적은 시작되었다. 물이 다 갈라진 뒤 뒤따라 걸어가겠다고 생각하면 홍해와 요단강은 영원히 갈라지지 않을 지도 모른다. 하나님의 역사는 결심하고 움직일 때, 하나님도 돕는 자를 보내시고 하나의 길이 또 다른 길로 연결되도록 인도하신다.

잠시 무언가 시작 해야지 하고 두려움에 머물러 있다면, 그 두려움을 뒤로 하고 일단 한발 내미는 용기가 필요하다. 진정한 용기란 두려움이 없는 상태가 아니라 두려움에도 불구하고 그 마음을 그대로 안고 한 발 내딛는 것이다.

지금 용기 내어야 할 일이 무엇인지 나를 돌아보고 불완전한 나, 미숙한 나를 있는 그대로 직면하고 하나님의 도우심을 바라보고 일을 저질러 보자! 나 역시 전단지를 동네방네 붙이고 다니며 첫 시작은 쉽지 않았지만 그 어설픈 용기가 지금의 나를 있게 했다. 전단지를 붙여놓고 전화가 올까? 콩닥콩닥 뛰던 가슴, 혹 하겠다고 하면 도리어 어떡하나 별별 걱정을 다 하던 그 때가 어렴풋 떠오른다.

그 어설픈 도전과 시작으로 유치원에서부터 지역아동센터, 초등학교, 중고등학교, 대학교, 학부모님들, 소아암 환우, 장애인 아동과 어른들, 혹은 장애인 아동을 둔 부모님들, 시니어 대상 등 전

연령에 걸쳐 다양한 곳에서 강의를 하게 되었다. 요리라는 과정을 통해 직접 자신이 무언가 만드는 작업은 사람들에게 성취감과 행복감을 전해주는 최고의 도구가 되었다. 무엇보다 보기에도 먹기에도 아까운 작품들이 뚝딱! 맛도 최고였다.

내가 만든 푸드 작품이 세상에 하나 밖에 없듯, '나'라는 존재도 77억 인구 중 한 명이며, 이전에도 없었고 이후에도 없을 유일무이한 존재라는 사실을 강조했다. 누구나 자기가 만든 작품은 소중히 여겼다. 금세 먹어 없어질 음식이었지만 소중하게 자신이 만든 작품을 예쁘게 포장해서 조심조심 집에 가져가서 가족들과 함께 먹는 모습은 생각만 해도 흐뭇했다.

국립암센터의 소아암 환우들과도 수업을 진행했다. 아파서 학교를 갈 수 없는 친구들과 병원 내에 있는 병원학교에서 진행하였다. 나 역시 암 투병을 해 봤기에 면역력이 약한 친구들이라 주변에서 쉽게 먹는 것도 그 친구들에게는 어려운 일이었다. 재료 준비에도 더욱 신경써야했다. 여느 평범한 친구들처럼 아이들도 그 시간을 즐기며, 자신만의 독특한 스토리를 담아 작품 활동을 열심히 했다. 엄마에게 주겠다고 열심히 고사리 같은 손으로 작품을 만드는 모습을 보며 마음이 찡하기도 뭉클하기도 했다.

어느 복지관의 어르신들 대상으로 교육을 했을 때는 평생 가족을 위해서만 요리를 했는데 나 자신을 위해서만 요리를 한다는 사실이 너무 새삼스럽고 감격스럽다고 하셨다.

"한번 해 보고 재미없으면 안 올 거여!"

어느 남자 어르신이 첫 시간 강의 전에 큰 소리로 말씀하셨다. '마음을 치유하는 요리교실'이라고 들어오셨는데, 요리하는 수업이라 하니 무척 쑥스러워하셨다. 하지만 첫 시간에 해 보시더니 너무 즐거워하셨다. 저절로 힐링되고 에너지가 업~ 된다 하시며 그 다음 시간부터 한 번도 빠지지 않고 가장 열심히 오시던 기억이 난다.

복지관의 어르신들께는 꼭 감사의 말씀을 전해드린다. 우리나라가 이렇게까지 성장하고 발전하게 된 것은 우리 어르신들의 헌신과 사랑 때문이라고… 그 사랑에 너무 감사하다고 전해드리고 건강하게 오래오래 사시라고 말씀드렸다. 자신을 더 사랑하고 아끼며, 누군가만을 위해 요리하셨다면 이제는 나를 존중하고 예쁜 푸드테라피로 요리를 만들어 드시라고 재미있는 동화이야기나 노래도 부르면서 즐겁게 수업을 진행했다.

　청소년 아이들도 만났다. 평범한 청소년들도 있지만 학교생활에 부적응하고 심각한 마음의 아픔을 지닌 아이들과 소그룹 집단 상담으로 푸드테라피를 진행할 때도 있었다. 첫 시작은 대부분 에너지 레벨이 다운되었다. 어떤 감정이 드느냐고 물으면 '무기력하고, 귀찮고 졸리고 잠 와요. 집에 가고 싶어요.' 하는 친구들이 대부분이다. 하지만 푸드테라피 수업 주제를 잡고, 다양한 퀴즈를 내며 수업을 따라 하다보면 어느새 졸리던 자세는 바로 앉아 스스로 뚝딱 멋진 창의적 요리를 만드는 친구들의 모습을 보게 된다. 그리고 헤어질 즈음이면

　"선생님, 다음에도 꼭 오세요. 너무 즐거웠어요. 에너지가 더 많이 올라갔어요. 이제는 저 자신을 더 많이 사랑하며 살게요."

　무표정했던 친구들의 얼굴이 조금씩 생기 있는 모습으로 변할 때 가장 보람을 느끼기도 한다. 푸드테라피 수업이 그렇듯, 그저 usb 하나만 갖고 컴퓨터랑 연결해서 강의하는 일반강의와 달리 개인 도마와 칼, 재료도 일일이 미리 장을 보고 씻고, 인원 수에 맞게 준비하는 작업이 만만치 않다. 한 마디로 참 번거로운 작업

이다. 그럼에도 불구하고 푸드테라피 강의의 가장 큰 매력은 스스로가 참여하여 만드는 수업이라 지루할 틈이 없다.

정해진 룰이 없는 자유롭고 창의적인 작품 활동이 가능하고, 자신만의 생각과 마음을 담아 표현하고, 자신의 작품을 스토리텔링하며 서로가 공감하고 소통하는 행복한 시간이 된다. 집단원 간에 서로에 대해 배우고 알아가는 의미 있는 시간이 된다.

단순한 요리수업이 끝이 아니라 푸드 활동 후 주제와 관련된 인성교육이나 인문학적 사고를 할 수 있는 동영상이나 글, 다양한 PPT 자료를 통해 삶의 의미와 목적들을 생각해보게 했다. 그래서 그런지 대부분 단순한 요리수업이 아니라 인생의 큰 그림과 의미에 대해 배우게 되고 더 많은 행복을 느끼게 된다고 피드백을 주셨다. 각 연령에 맞는 고민과 아픔들을 함께 요리로 소통하며 오히려 내가 더 많이 배우는 시간이었다.

어린 친구들부터 사춘기 청소년들, 시니어 어르신들에게 이르기까지 참 많은 사랑을 받았다. '해피바이러스 요리 선생님'이라고 아이들이 내 별칭을 부를 때면 아직도 뜨끔하다. 요리를 잘 하지도, 즐겨하지도 못하지만, 요리라는 소통의 도구를 통해 서로 마음을 열고, 다양한 인생의 가치관과 의미를 담을 수 있기에 당당히 마음을 치유하는 푸드테라피 강사로서 남녀노소 불문, 교육의 현장 어디든 달려간다.

'불만없는 아동요리'는 말 그대로 불만 제로, 또 불을 사용하지 않는 안전한 요리를 뜻한다. 현재 세계아동협회 고양지사, 세계푸드테라피협회 고양지사를 맡아 열심히 활동하고 있다. 우리 지사장들을 위해 늘 새로운 아이디어로 건강한 먹거리와 교육방법을 개발하시는 백항선협회장님! SNS활용법 등 늘 필요한 교육들을 앞서서 배우시고 그 배움을 나누어 주심에 감사드린다. 또 전국의 지사장님들의 에너지는 얼마나 높은 지 매번 모일 때마다 웃음이 끊이지 않는다. 세계아동요리협회, 세계푸드테라피협회는 그 웃음의 에너지를 전 세계로, 어린 아이부터 시니어에 이르기까지 요리로 세상을 치유하는 삶을 살며 꿈꾸고 있다.

암 투병 후 처음으로 딴 자격증, 그때는 무심결에 요리 좋아하는 딸과 함께 추억을 쌓기 위해 시작했다. 그 작은 출발이 딸은 디저트 요리사로 꿈을 정하고, 나는 전국구로 요리로 마음을 치유하는 일을 하게 되었다.

인생에 우연한 만남은 없다. 내게 주어진 모든 상황을 가슴 열고 받아들이자. 꿈꾸기를 포기하지 않으면 오늘이라는 선물 같은 시간 속에 내 꿈의 응원자가 나타날 것이다. 암 환자가 마음을 치유하는 푸드테라피스트로 변신했다. 여자의 변신은 무죄, 암 환자의 변신도 무죄!

"자리에서 일어나 밖으로 나가, 온전히 살겠다는 선택을 하자.
그렇게 당신의 여행은 시작된다."

-오프라 윈프리-

생명사랑 소중한 나, 존중하는 우리

암 투병 하다보면 같은 병실에서 완치판정을 받고 나가는 분도 계시고, 안타깝게도 생을 마무리하는 분들도 만나게 된다. 조금이라도 병에서 해방이 되면 함께 기뻐하고, 병이 갑자기 악화되면 그것만큼 마음 아픈 일도 없다.

암 치료 중 같은 병실에서 만난 40대 초반의 환우가 있었다. 그녀의 머리는 항상 양 갈래로 묶어 삐삐 머리를 했다. 그 바람에 모두 그녀를 삐삐라 불렀다. 6개월의 암 선고를 받고, 방광, 난소, 자궁 등 많은 장기를 제거하고도 일 년 이상 잘 살고 있는 그녀였다.

아무렇지도 않게 자기 병을 이야기했다. 일 년 전 수술에서 방광 전체를 들어내는 바람에 평생 소변 줄을 차고 다녀야 했다. 젊은 그녀에게는 너무 가혹한 형벌이었다. 매번 잠자리에 일어나서 불편한 소변 줄을 들고 간밤에 소변을 비우기 위해 화장실로 들어

가는 삐삐 씨를 보면 마음이 아렸다. 그래도 그녀는 아랑곳하지 않고 언제나 밝은 미소와 특유의 말투로 곧잘 주변 사람들에게 웃음을 주었다.

그러던 그녀에게 또 다른 일이 생겼다. 얼마 전 검진에서 새로운 암이 발견되었다. 여러 장기를 제거하고, 그 텅 빈 공간 속에 다른 장기들이 내려앉으면서 그 근육들 사이에 암이 생겼다. 일반적인 암이 아닌 일종의 희귀함, 근육암이라고 했다.

의사 선생님은 그녀에게 '혹 정리할 일 있으면 정리하고…' 그렇게 이야기하셨다. 전혀 희망이 없는 것은 아니고, 행여 사람의 일은 알 수 없으니 미리 이야기한다고 하셨다. 함께 최선을 다해보자 하시며, 담당 의사를 믿고 따라오던지 다른 큰 병원을 알아보아도 된다고 하셨다.

유방암 초기인 나와는 너무도 대조적인 현실이었다. 유방암은 그런 그녀에 비하면 비교도 안 되는 하찮은 병으로 보였다. 암이 발병된 이후에도 상상 속에서나 시한부 인생을 그려보곤 했지만, 담당 의사 선생님으로부터 직접 그 이야기를 듣는다면 나는 과연 어땠을까?

삐삐 씨 상황에 대한 그 이야기를 전해 듣고 한바탕 병실 식구들과 울었다. 그녀는 곧장 나와 함께 있던 병실을 떠나 조금 더 전문적인 항암치료를 하는 병동으로 옮겼다. 늘 밝은 모습이었지만, 그녀의 얼굴에도 짙은 두려움과 아픔이 드리워졌다. 수시로 그녀를 만나 함께 병원 예배실에서 기도하고 힘을 모았다.

'집에서 통원치료로 방사선치료 받을 수도 있을 텐데, 어쩌면 삐삐 씨를 만나기 위해 하나님께서 이곳으로 나를 보내신 게 아닐까?' 수많은 병원 중에서, 수많은 환우 중에서 주님의 뜻 가운데 서로를 만나게 하심을 믿었다. 홀로 힘겹게 버티는 그녀를 위해, 이제 막 신앙생활을 시작한 그녀에게 조금이나마 힘이 되어 주고 싶었다.

마침 병실 밖에는 온갖 봄꽃들이 화려하게 피었다. 화사한 벚꽃은 바람이 불 때마다 꽃비되어 여기저기 휘날렸다. 인생은 떨어지는 꽃과 같다고 했던가? 그래도 아직도 피어야 할 꽃이 있다. 아니 피우고 싶은 꽃이 있다. 절박한 상황 중에서도 피워내야 할 나만의 꽃이 있다면 피우게 하시리라.

삐삐 씨 꽃을 보고 싶었다. 절망 중 희망의 꽃을, 아픔과 고통의 순간에도 위로와 사랑의 꽃을, 더욱 강인하고 더욱 연단될 그녀의 믿음의 꽃을 보고 싶었다. 그러나 그녀는 어느 날 꽃비처럼 힘든 항암 투병 중 그렇게 천국으로 떠났다. 이 땅에서의 아픔을 끝내고 더 이상의 고통도 없는 곳으로 먼 길을 떠났다. 아직도 병원 곳곳마다 그녀와 함께 한 추억이 떠올라 마음이 아플 때가 많다.

누군가는 하루라도 더 살기 위해 독한 항암제를 맞고 생의 씨름을 벌인다. 동시에 어느 누군가는 하루라도 지긋지긋한 삶을 끝내기 위해 생의 마지막 극단적 선택을 한다는 걸 알았다. 방사선 치료 중 인문학 공부하러 갔다가 정택수센터장님이 운영하시는 한국자살예방센터에서 '생명존중 자살예방 강사' 과정도 함께 듣게 되었다.

OECD(경제협력개발기구) 회원국 36개국 가운데 우리나라 자살율이 단연 1위라는 사실을… 그것도 10여 년 이상 쭈욱 상위권을 달렸다. 이 밖에 우리나라는 교통사고, 낙태, 이혼율 등에서 상위권을 달리는 나라이다. 전쟁 후 한강의 기적을 이루어내며 전세계가 놀라는 경제대국으로 급성장했지만, 물질이 따라가는 만큼 정신적인 성장은 이루지 못했다.

인디언들은 말을 타고 달리다가 잠시 서서 뒤를 돌아본다고 했다. 달려가는 몸만큼 정신이 따라 오고 있는 지 기다리는 중이라고... 짧은 우화가 많은 생각을 하게 했다. 전쟁을 치룬 후 못 먹고 못 사는 나라, 치열하게 경쟁하며 살아남아야 했다. '잘 살아보세'를 외치며 열심히 먹고 살기 위해 우리 할아버지, 아버지 세대들이 뼈 빠지는 헌신의 시간을 보내셨다. 그러나 고속성장의 부작용이 우리 사회 곳곳마다 나타났다. 고속성장은 이루어냈지만, 분배의 문제, 과열된 사교육, 이혼, 낙태, 자살 등 다양한 사회적인 문제가 드러났다.

자살은 '자발적으로 그리고 의도적으로 자신의 생명을 끊거나 끊으려고 시도하는 행위 혹은 그러한 경향'으로 정의 내린다. 이는 자살(suicide)이란 라틴어 sui(자기 자신)와 caedo(죽인다)라는 단어에서 그 어원을 찾을 수 있다.

해마다 통계치는 다르겠지만 하루 평균 38명이 스스로 생명을 끊고, 일주일이면 266명, 한 달이면 1,064명, 일 년이면 13,836명 거의 만 오천 명이라는 숫자가 스스로 목숨을 끊는 것이다. 특히 남자 자살률은 인구 10만명당 38.5명, 여자는 10만명당 14.8명으로 남성이 여성보다 2.6배 높았다. 자살동기로는 정신적·정신과적 문제(31.6%), 경제생활 문제(25.7%), 육체적 질병문제(18.4%)

이다. 특히 10~30대 사망원인 1순위가 바로 자살이다. 40~50대에서는 암이 1위이며 이어 자살이 2위를 기록했다. 특히 10대 자살률은 압도적으로 높다. 교통사고나 불의의 사고보다 자살이 사망원인 1위라니 너무 안타깝고 마음 아픈 일이 아닐 수 없다.(2018년 통계청자료)

실제 학교나 군 부대에서 만난 친구들을 보면 스트레스 상황에서 자해하거나 자살을 시도한 친구들도 종종 만날 수 있었다. 특히 청소년은 순간적인 충동적인 자살이 많기에 더욱 자살예방 교육이 중요하다. 자살은 빙산의 일각으로 그 아래에는 자살생각, 자살계획, 자살시도 등 다양한 보이지 않는 어마어마한 자살의 위험이 도사리고 있다. 흔히 한 명의 자살자로 인해 6명이 피해를 입는다고 한다. 내 옆의 친구가, 동료가, 혹은 가족이 갑자기 자살로 생을 마감한다면 그 충격과 여파는 크다.

또한 유명 연예인들의 자살은 '베르테르의 효과'를 낳는다. 유명인 또는 평소 존경하거나 선망하는 인물이 자살할 경우, 그 인물과 자신을 동일시해서 자살을 시도하는 현상을 말한다. 독일 문학가 괴테의 소설 '젊은 베르테르의 슬픔'에서 유래하여 주인공 베르테르는 약혼자 로테라는 여인을 사랑하지만, 그녀가 자신의 사랑을 받아들이지 않자 깊은 실의에 빠진다. 결국 베르테르는 로테와의 추억이 깃든 옷을 입고 권총 자살을 한다. 유럽의 청년들은 소설에 묘사된 베르테르의 옷차림을 따라했고, 그의 고뇌에 공감하며 심지어 베르테르를 모방한 자살시도까지 하게 되었다.

  미국의 자살 연구학자 필립스는 유명인의 자살 사건이 언론에 보도된 이후 일반인의 자살이 급증하는 패턴을 발견하고, 이 현상에 '베르테르 효과'라는 이름을 붙였다. 우리나라에도 유명 연예인이 자살한 이후, 청소년들의 베르테르의 효과를 예의주시하고 실제 해외에서는 엄청난 모방자살이 일어나 사례도 많이 있다.

  암 병동에서는 하루라도 더 살겠다고 독한 항암제를 맞으며 온몸으로 사투를 벌이는데, 같은 하늘아래에서는 빨리 생을 마감하기 위해 스스로 극단의 선택을 한다는 것이 참 마음 아팠다. 우리나라 청소년들이, 또한 우리나라 노인 자살율이 갈수록 높아짐을 보며 생명의 소중함을 알리는 것이 또한 내 사명이란 생각이 들었다. 처음 공부할 때는 자살이라는 단어가 너무 무거워서 어떻게 학생들에게 접근해야할지 막막했다. 상반기, 하반기 필수 교육으로 진행하는 학교에서 때로는 전교생에게 방송강의를, 때로는 학년 별 강당교육을, 때로는 여러 강사님들이 한 반에 한 명씩 나누어 가는 반별 교육이 이루어졌다.

첫 생명존중 교육을 갔던 곳이 인천에 있는 특성화고등학교였다. 아직 청소년 교육이 서툴렀고, 강의 현장 경험도 별로 없던 때라 뭐라고 이야기 하고 나왔는지 기억이 하나도 안 난다. 수업 시간인데도 삼분의 일의 학생들은 엎드려 자고, 일부 아이들은 아예 다른 책을 꺼내 공부를 하고, 소수 몇몇 친구만 나를 무심히 바라보고 있었다. 맨 앞에 있는 한 여학생은 빗과 거울을 꺼내 연신 자신의 얼굴을 들여다보고, 옆에 있는 남자친구랑 장난을 쳤다. 나보다 더 화장이 과한 친구였다. 그런 친구들이 한 둘이 아니었다. 심지어 껌도 씹으며 얼마나 강의를 잘 하는지 보겠다는 표정으로 나를 빤히 쳐다보았다.

그 첫 강의의 당혹감이란, 청소년 학교 현실에 처음으로 민낯을 마주하는 느낌이었다. 그 후 학교교육을 감당하시는 이 시대의 선생님들이 정말 위대해보였다. 막연히 나의 시골 학창시절을 상상하고 갔다가는 정말 큰 코 다치는 느낌!

몇몇 강사님들과 강의를 마치고 돌아가면서 서로 참담했던 교육 현장 이야기를 나누었다. '생명존중 자살예방'이란 쉽지 않은 주제로 우리가 얼마나 아이들에게 제대로 다가갔는지, 그냥 어쩔 수 없이 들어야 하는 강의로 무의미한 시간이 된 건 아닌지 우리들은 스스로 반성하며 강의 내용과 구체적인 공부를 더 해야겠다고 마음을 한데 모았다.

그래서 탄생된 것이 '지인교육연구소'였다. 일명 청소년 생명존중 강의 갔다가 죽을 쑤고, 제대로 강의해 보자고 몇몇 강사들이 모여 연구모임을 만들었다.

'혼자 가면 빨리 가지만 함께 가면 멀리 간다'는 말처럼 서로 교안연구도 함께 하고 강사로서의 정보도 나누었다. 첫 발을 다시 사회로 내딛는 초보강사인 나에게는 큰 힘이 되었다. 지금은 다들 저마다의 분야에서 전문가로 달리고 있다. 언제 만나도 반갑고 서로 힘이 되는 소중한 강사님들이다.

조금씩 학교 경험도 많아지고, 아이들과 소통 능력도 키워지면서 자연스레 생명존중 강의도 즐겁게 접근하고 있다. 우리나라 자살 실태의 위험요인과 보호요인, 주변에 그런 친구가 있을 때 상담기법, 생명 지킴이로서 해야 할 일들, 무엇보다 생명의 소중함을 전하고 나누면서 나 자신도 내 존재 자체로 더욱 감사를 느끼게 되었다.

가장 기억에 남은 생명존중 교육이 있다면 청각장애인 청소년 강의였다. 처음 학교 강당을 찾았을 때의 그 묘한 분위기는 나를 긴장시켰다. 보통 학교 강당엔 아이들 소리로 왁자지껄한데 너무나 조용한 분위기였다. 그동안 떠드는 아이들의 목소리가 있다는 것이 새삼 감사로 와 닿았다. 강당에는 또 다른 선생님이 계셨다. 바로 내가 강의하면 내 강의 내용을 전달해 주시는 수화 선생님! 장애 아동은 처음이라 긴장했지만 아이들 눈을 바라보며 천천히 이야기를 시작했다. 그때 알았다. 서로 대화를 나누지 못해도 눈빛으로, 몸짓으로 서로 소통되고 있음을… 열심히 강의 후 담당 선생님께서 하시는 말씀,

"선생님, 오늘 우리 아이들 너무 떠들었지요? 죄송해요~"
"아니에요. 너무 집중도 잘 해 주고 제가 더 감사했어요."
"아니, 선생님! 제가 뒤에서 봤는데 자기들끼리 손으로 이야기하며 내내 떠들더라구요."

선생님의 그 말씀에 그저 나를 초롱초롱 바라보고 있는 아이들이 내게 집중하는 거라 착각한 내가 다소 민망하기도 했다. 하지만 새로운 소통에 대해 생각한 계기가 되었다. 전혀 들리지 않는 아이들도 있고, 일부 아이들은 어느 정도 보청기로 소통이 되는

친구들이 있었다. 전에는 생각해 보지 못한, 자신만의 목소리를 가진다는 것에 대한 의미를 되새겨 보았다.

아이들이 떠들 목소리를 갖고 있지 않다는 것이 처음으로 마음 아픈 일임을 알았다. 그동안 매번 시끄러운 교실이나 강당에서 아이들을 조용히 시키며 집중시키느라 에너지를 소진할 때가 많았다. 이날 강의를 다녀와서는 이젠 떠드는 친구들조차 사랑스럽게 봐주는 넉넉함이 생기기도 했다. 아이들은 나를 보면서도 손짓으로 친구들과 소통이 더 많았지만, 그래도 이날 반응이 좋았는지 상반기 강의 후 곧바로 하반기 교육도 신청해 주셨다. 이후 교사 연수교육도 맡겨주시고 한 번의 인연이 긴 인연으로 다시 만나게 되었다.

이 밖에 어르신들을 위한 고독사 예방교육과 복지관 시니어 생명존중 교육도 많이 다녔다. 한번은 고향에 있는 복지관에서 연락이 와서 반가운 마음으로 경산 하양으로 달려갔다. 바로 우리 아버지께서 자주 이용하시는 복지관이었다. 이날 친정 부모님 모두 내 강의 현장에 와서 딸의 강의를 청강하셨다. 늘 어떻게 강의하나 궁금해 하셨는데 참 신나게, 재밌게 잘한다 하시며 격려해 주셨다. 부모님이 지켜보시는 강의라 더 떨리기도 했지만, 지역의 어르신들을 내 부모님처럼, 고향의 푸근함을 느끼며 생명의 소중한 에너지를 나눠드렸다.

자칫 무거운 주제의 강의지만 생명의 소중함과 자기 존재에 대한 감사함과 긍정의 에너지로 이끌어 '소중한 나, 존중하는 우리'로 더불어 행복한 삶을 강조했다. 이후 강의보도가 지역신문에도 나서 울 부모님에게는 큰 기쁨의 선물이 되었다. 금의환향하여 마을에 플래카드 휘날리는 딸은 아니지만, 암 환자였던 딸이 하나님의 은혜와 인도하심으로 고향의 복지관에서 어르신들과의 생명존중 교육은 내게도, 부모님께도 큰 즐거움과 의미있는 시간이 되었다.

개척교회 사모라 명절에도 잘 내려갈 수 없었던 날이 많았는데 오히려 지방 강의를 오가며 부모님을 좀 더 자주 찾아뵐 수 있는 기회가 주어졌다. 암에 걸리지 않았다면 지금도 여전히 우리 동네만 맴돌고, 감히 지방으로 부모님을 혼자 만나러 가는 일은 없었을 것이다.

암 투병으로 내 인생의 시계가 멈춘 것 같은 우울한 시간이 지나자 다시금 시계는 째깍째깍 움직였다. 건강할 때보다 암 환자가 되고, 오히려 전보다 더 단단한 사람이 되었다. 지방강의로 슈웅슈웅 날아다니며 부모님을 더 자주 뵙게 되어 감사했다.

지금도 아버지는 좋은 사례나 강의 자료가 있으면 꼭 카톡으로 글을 보내주시기도 한다. 그리 유명하지도 않은, 뚜벅이 강사인 딸이 언제나 많은 사람들에게 선한 영향력과 유능한 강사가 되도록 매일 새벽 기도해 주시는 부모님께 참 감사드린다. 그 사랑의 힘으로 오늘도 생명존중의 현장으로 달려간다.

군 부대 인성교육,
우리는 영웅이다

강사로 일하면서 가장 많이 가는 곳이 군 부대이다. 거의 일주일에 반 정도는 군대에서 강의를 한다. 군대는 반드시 신원확인 후 신분증을 맡기고 담당자 인솔 하에 들어갈 수 있다. 그래서인지 매번 군 부대 갈 때마다 묘한 긴장감이 있다. 보안도 철저하다.

지인 강사님으로부터 군 장병들을 대상으로 하는 군 독서코칭 전문강사를 선발한다는 소식을 들었다. 오래 전 글쓰기 강의한 경험과 암 투병 이후 뭐든지 일단 도전해 보자는 생각이 들었다.

군 독서코칭은 '군대가 스펙이다'라는 슬로건으로 사)사랑의책나누기운동본부와 국방부에서 각 부대별로 독서코칭 강사를 파견해서 군 부대 있는 용사들에게 책읽기와 토론, 자기개발을 통해 군 생활에 활력을 주는 프로그램이다.

딱딱한 군 생활에서 책이란 도구를 통해 서로 생각을 나누고 마음을 나누었다. 그동안 무심히 지내며 바로 옆에 있는 용사의 생각과 감정을 알고 군 생활에서 이런 시간을 가질 수 있는 것이 큰 고마움으로 다가왔다고 했다. 자발적으로 신청해서 오게 되는 용사도 있지만,

어느 부대에서는 가위, 바위, 보를 해서 져서 왔다는 용사도 있었다. 대대별로 몇 명 가야하니 혹 번거롭고 지겹다고 생각했는지 서로 안 가려고 가위, 바위, 보로 결정했다고 했다. 막상 시작해 보니 그때 가위, 바위, 보에서 진 것이 군대에서 가장 잘 한 일이라고 해서 웃음을 줬다.

뜨거운 여름날 연천으로 에어컨도 없는 탈탈거리는 지프차를 타고 가기도 하고, 어느 날은 시원한 대대장님 차를 타고 가기도 했다. 뚜벅이 강사라 늘 인근 역까지 나와 주시는 운전병님과 담당관님이 계셔 감사했다. 그저 지겨운 책 읽기로 알다가 책 속에 위로와 감동, 지식과 지혜를 통해 자신이 조금씩 성장하고, 책이 주는 유익을 알아가는 모습을 보면 큰 보람이 되었다. 군대가 끝이 아니라 이를 시작으로 책과 더불어 살아가는 지혜로운 사람이 된다면 우리나라는 더욱 희망이 가득한 나라가 될 것이다.

책을 읽는다고 누구나 성공하지는 않는다. 그러나 성공한 사람들은 모두 독서광이었다는 말이 있다. 책을 통해 우리 청년들이 자신의 미래를 설계하고 꿈꾸고 도전하는 삶을 살기를 바란다. 다소 자유가 억압된 군 부대에서 앞으로도 책과 함께 떠나는 좋은 여행의 가이드가 되길 소망한다.

암 투병 당시, 어디론가 마음껏 갈 수도 없고 딱히 할 일도 없어 그동안 읽지 못했던 책들을 많이 읽었다. 주변에서도 좋은 책들을 선물해 주셔서 의무적으로(?) 읽기도 했다. 군 부대라는 제한적 상황 속에서 군인들에게 책은 좋은 친구가 될 수 있듯, 병원이라는 제한적 상황 속에서 환자에게 책은 소중한 친구가 되어 준다. 부정적인 마음이 들 때마다 책은 힘든 나의 현실을 잠시 잊게 하고, 미래를 꿈꾸게 했다. 책과 함께 울고 웃으며 책 속의 주인공이 되기도 하고, 마음의 위로와 힘을 얻었다.

올해는 강원도의 화천지역으로 배정받았는데 또 어떤 새로운 용사들을 만나 서로의 삶을 나누게 될지 벌써부터 기대가 된다. 코로나19로 강사 워크샵도 늦어지고, 제대로 사업이 진행될 까 하는 걱정스러운 마음도 있지만 독서코칭을 통해 새로운 배움의 시간, 소중한 만남의 시간을 가질 수 있기를 기대한다.

군 독서코칭 강사에 이어 군 장병 인성강사 일도 하게 되었다. 푸른나무 재단을 비롯 몇몇 인성 교육기관에서 국방부의 군 장병 인성교육을 위임 받아 진행하는 인성 프로그램이다. 흔히 인성교육이라 하면 너무 식상하고 뻔한 교육이라 생각하고 처음 오는 용사들은 지루한 시간에 잠으로 때울 생각을 한다. 하지만 오리엔테이션을 시작으로 조별활동과 참여식 교육, 그 전에 경험하지 못했던 유쾌한 팀별 교육 등 결코 잠들 수 없는 감동의 교육시간이 이어진다. 인성교육이라기 보다는 인성 강사님들과 함께 하는 인성 여행이다. 용사들의 웃음소리가 들리고 부대 분위기가 확 바뀐다. 서로 협력하고 단합하여 7대 인성 덕목들을 하나, 둘 몸으로 익히다 보면 금세 3일이 휘리릭 지나간다.

대부분의 교육은 강사 혼자 들어가는 경우가 많았지만, 인성교육은 팀별로 들어간다. 내가 소속된 푸른나무 재단에서도 우리 팀 일명 충성팀은 단합이 얼마나 잘 되는 지 3일 내내 같은 부대를 다니면 서로가 친자매처럼 친해진다. 우리나라 부대들은 깊은 산속이나 시골 외딴 곳이 많다. 전국으로 다니다 보니 새벽별보고 나와 늦은 시간 집에 들어가니 때로는 우리 팀 강사들은 가족보다 더 오랜 시간을 함께 하게 된다.

인성강사들이 먼저 본이 되고 서로 존중하고 배려하는 모습을 통해 용사들도 신선한 자극을 받는다. 이 기간을 통해 참 좋은 강사님들을 많이 만났다. 충성팀의 멋진 리더 김선미팀장님을 비롯, 실력과 고운 인성, 자칭 아름다운 외모까지 두루 갖춘 우리 팀의 강사들은 가족보다 더 끈끈한 정이 쌓였다. 늘 혼자 강의 다니다가 함께 하는 팀이 있다는 건 서로에게 든든한 버팀목이자 또 다른 교육의 즐거움을 주었다.

3일간의 교육을 마치면 소감문에도 인성교육은 '창문'이다. 신선한 바람을 불어 넣어주셔서 감사합니다. '네비게이션'이다. 인생의 삶의 방향을 알려 주시니까요. 깨알처럼 빼곡히 자신의 변화와 다짐을 적어 내려가는 글을 읽으면 고단한 시간들이 눈 녹듯 녹아진다. 그리고 꽃다운 청춘을 다해 나라를 위해 헌신하는 용사들에 대한 고마움으로 헤어질 때는 눈시울이 뜨거워졌다.

푸른나무 재단의 인성교육의 슬로건은 '우리는 영웅입니다.' 영화 속 주인공 어벤져스만이 영웅이 아니라, 분단국가인 우리나라를 지켜주는 평범한 청년들이야 말로 이 시대의 진정한 영웅이 아닐 수 없다. 그 자부심과 고마움을 시민의 대표로서 우리 인성강사들이 가는 곳곳마다 군 용사들에게 마음을 다해 표현했다.

군 장병 인성교육을 주관하는 푸른나무 재단! 푸른나무 재단이 세워진지 25년, 고 김대현군이 세상을 떠난 지 올해로 25년이 된다. 학교폭력의 희생으로 스스로 목숨을 끊은 대현군, 그 아버지의 눈물과 헌신으로, 상처가 사명이 되어 청소년 폭력예방재단(청예단)이 탄생했고 지금의 푸른나무 재단이 되었다.

2년 전 23기 추도예배 때 대표기도를 부탁하셨다. 푸른나무 재단의 소속 강사가 아닌 사모님께 부탁을 드린다며 전화주신 이종익사무총장님! 평소 이종익사무총장님은 군장병 인성교육 하는 현장을 돌며 우리 강사님들에게 맛있는 식사도 사 주시고 언제나 격려해 주시는 강하고도 따뜻한 분이셨다. 팀장님의 물밑작업으로 내가 대표기도를 하게 되었다는 후문이... 3시간 강의보다 3분의 기도가 더 어렵다는 것을 온 몸으로 느꼈다. 한마음으로 추도예배를 드리며 다시한번 푸른나무 재단의 의미를 되새겼다.

설립자 김종기 명예이사장님은 1995년 학교폭력으로 갑작스레 아들을 잃었다. 학교폭력이란 단어 자체가 없었을 당시, 학교폭력의 문제를 공공의 문제인 사회 문제로 드러내고 다양한 해결책과 '학교폭력예방 및 대책 특별법' 제정에 결정적 기여를 하셨다. 그동안 학교폭력에 맞서 싸웠던 스토리와 청소년들을 지키기 위해 노력해온 푸른나무 재단의 이야기가 담긴 '아버지의 이름으로' 개정판이 올해 출간되었다. 또 아시아의 노벨 평화상이라 볼 수 있는 제61회 '2019 막사이사이상' 수상자로 선정되셨다.

세상은 험하여도 여전히 이 세상을 아름답게 만들어가는 NGO 단체와 희망을 꿈꾸는 사람들이 많이 있다. 푸른나무 재단이 이 땅의 청소년들이 희망을 꿈꾸는, 폭력 없는 세상을 만드는 푸른나무로 더욱 멋지게 숲을 이루며 더불어 살아가는 아름다운 세상이 되길 소망한다.

군 부대를 워낙 자주 나가서인지 군복 입은 청년만 봐도 그렇게 반가울 수가 없다. 시외버스 터미널이나 길에서 스치듯 만나는 용사들도 왠지 어디선가 본 용사들은 아닐까 설레며, 괜스레 한 번 더 쳐다보게 된다. 교육 현장에서 만난 짧은 머리, 긴 생각의 병사들이 떠오른다. '전역이 답이다' 외치는 미소 띈 얼굴들이 생각난다.

'우리나라를 지켜줘서 정말 고맙습니다. 당신은 우리들의 영웅입니다.'

❖ 푸른나무 재단, 군 장병 인성여행

파란 티셔츠에 파란 스카프를 두른다
오늘 만날 조국의 청년들을 품으며
차가운 새벽공기를 가른다

가장 아름다운 청춘의 때
어떤 이는 의무감으로
어떤 이는 책임감으로
또 어떤 이는 억울함으로
나라를 위해, 소중한 이들을 지키기 위해
낯선 군화를 동여맨다

아직 동공이 자주 흔들리는 이등병,
이젠 제법 적응이 되어 보이는 일병,
익숙한 듯 매너리즘에 빠지기 쉬운 상병,
노련함과 여유만만해 보이는 병장,
선임과 후임이 한자리에

몸을 맞대고, 머리를 맞대고, 마음을 맞댄다

그대들이 있어 지지고 볶으며
일상의 삶을 안전히 살아가고 있는 국민들,
짧은 머리 긴 생각
누군가에겐 걸림돌,
또 누군가에겐 생의 디딤돌

군생활의 네비게이션, 힐링타임, 그늘, 오아시스, 창문,
전망대, 터닝 포인트라 고백한 그대들이 있어
　인성여행 가이드로 함께 행복했습니다
　그대들은,
　우리들의 영웅입니다

전역의 그날까지,
전역 이후 각자 생의 터전에서
나만의 향기와 꽃을 피워내는
이 시대 영웅들을 힘차게 응원합니다

세계에서 유일한 분단국가,

우리의 조국, 대한민국을 지켜 주서서 참 고맙습니다

푸른나무 재단의 아름다운 숲이

학교와 군 부대 사회 곳곳마다 짙푸르게 우거져

대한민국을 살 맛 나게,

이 땅을 더욱 푸르게 빛낼 것을 기대합니다

우리는 모두 이 시대의 영웅입니다

어른들의 관계학교
공감클래스

지인 강사님으로부터 좋은 모임이 있다는 걸 알게 되었다. '공감클래스' 일명 공클! '공감클래스'는 말 그대로 공감 대화법에 대해 배우고 나누는 '어른들의 관계학교'이다. 어쩌다 어른이 된 우리들이 좀 쩌는 어른이 되기 위한, 나이, 성별, 직업도 다양한 사람들의 아름다운 만남이 이루어지는 곳이다. 매달 한 번씩 모여 관계에 대해 배웠다.

좋은 대화법이란 책을 통해, 워크샵을 통해 배우는 것이 아니라 좋은 대화를 하는 사람들과의 만남 속에서 절로 배워지는 것이다. 성격상 낯선 사람과도 잘 관계를 맺는 편이긴 하지만, 상대를 위해 깊이 이야기를 잘 들어주는 공감훈련이 내게 필요했다. '공클'이라는 이름도 너무 예뻐서 호기심이 생겼다.

공감클래스는 엘 컴퍼니 대표이자 커뮤니케이션의 명강사이신 조에스더 대표님이 10년 이상 운영하는 모임이었다. 한 모임을 10

년 이상 유지하기가 쉽지 않은 데, 그 열정에 놀라고 매번 다양한 소그룹 활동과 뭉클 특강은 참 즐겁고 유익했다. 공감여신 에스더 대표님의 강의는 속삭이듯 조곤조곤하면서도 귀에 쏙쏙 들어온다. 특히 '브릿지 톡 카드'로 서로의 마음을 나누고 공감할 수 있는 소중한 도구를 알게 되었다.

새로운 주제에 대해 서로의 생각과 감정을 나누고, 상대에게 어떤 말이 가장 공감 가는지 카드에 쓰인 문구를 찾아 선물로 '톡' 하고 준다. 같은 그룹, 일명 써클 사람들이 준 다양한 글귀가 쓰인 나뭇잎 모양의 카드를 쫘악 펼쳐 활짝 웃으며 인증 샷! 칭찬은 고래도 춤추게 한다고 했듯 내가 한 이야기에 누군가가 귀 기울여 들어주고 여러 가지 공감카드를 선물로 받을 때의 감격은 매번 하지만 참 행복하고 뭉클했다.

한 달을 열심히 살다 지치면 그렇게 모여서 서로에게 희망과 용기, 위로와 격려의 메시지를 주고받으며 또 새롭게 살아갈 한 달을 계획하고 다짐한다. 갈 때마다 새롭게 배운다. 나를 돌아보며 우리 시대 다양한 모습으로 살아가는 사람들과의 만남은, 낯설지만 금세 낯설지 않은 만남으로 이루어지는 묘한 매력이 있는 시간이었다.

　마침 빠지지 않고 6개월간 열심히 모임에 나오면 지방에서도 공감클래스를 열 수 있는 기회를 준다고 하셨다. 멀리 강남까지는 못 나오시지만 우리 교회 성도님들과 지역주민들이 생각났다. 이렇게 좋은 모임이 각 지역별로, 마을별로 생기면 얼마나 더 행복한 우리나라가 될까 상상을 했다.

　특히 각 교회마다 구역별, 소그룹 별로 성경공부와 더불어 공클 모임이 열리고, 하나님과의 소통과 더불어 사람과의 소통이 브릿지 톡 카드를 통해 공감대화법이 이루어지면 참 좋겠다는 생각을 했다. 대부분의 교회들이 그렇듯 말 한마디로 상처를 주고 교회를 떠나는 일이 너무나 많기에 앞선 목회자들과 구역장들이 공감 대화법 훈련을 받으면 참 좋겠다고 생각했다. 위로받고자 찾아온 이들에게 때로는 무심결에 던진 말 한마디가 상처가 되어, 사람을 떠날 뿐 아니라 하나님을 떠나고 신앙을 떠나는 일은 참 안타까운 일이 아닐 수 없다. 돌아보면 나도 언어로 상처를 받은 기억이 있다. 나 또한 누군가에게 본의 아니게 상처를 줬을 것이다.

　'말 한마디로 천 냥 빚을 갚는다' '발 없는 말이 천리를 간다' '입술의 30초가 가슴의 30년이 된다' 는 말이 있듯 언어는 인간에게 만 있는 유일한 소통의 도구이다.

나 역시 노력은 하지만 공감대화가 쉽지 않았다. 타인과는 비교적 쉬우나 오히려 가족에게는 가장 힘들었다. '엄마는 내 맘을 몰라줘, 당신은 왜 내 마음을 이해 못해?' 그런 말을 듣기도 한다. 아니, 가족들이 겉으로 표현하지 않아도 그 마음이 느껴질 때가 있다. 어릴 적부터 학교에서 국영수는 배우지만 관계의 기술은 배우지 못했다. 자신의 힘든 감정은 어떻게 표현하고 또 상대를 어떻게 위로해야 하는 지, 거절해야할 때는 어떻게 해야 하는 건지 잘 모른다. 그저 부모 세대들이 한 것을 나도 모르게 따라하고 있는 경우가 대부분이다. 때로는 닮고 싶지 않은 모습까지...

매달 열심히 공감클래스를 나갔다. 또 스텝으로 함께 일하기도 했다. 여러 가지 일정으로 제대로 스텝 역할도 잘 못 했지만 각자 직장에서 삶의 터전에서 열심히 살다 자원봉사하시는 스텝들이 참 귀하고 배울 점이 많았다. 이후에 에스더 대표님이 운영하시는 '세상에 사랑과 의미를 전하는 사람들' 일명 메신저 모임에도 합류하여 커뮤니케이션과 관계 대화법에 대해 열심히 배웠다. 여러 메신저들과 '관계의 정원'이란 주제로 학교폭력예방, 언어폭력예방을 위한 청소년 교육도 함께 나가고 마상(마음의 상처) 위기 대처법 등 다양한 교육도 진행했다.

꾸준하게 6개월 이상 열심히 공감클래스를 출석하고, 스텝 활동도 하다 드디어 고양시에 고양 공감클래스를 열게 되었다. 때마침 펀펀카페가 있어 따로 장소 섭외에 어려움은 없이 시작했다. 현수막도 맞추고, 고양 공감클래스만의 특색을 살려 '고양시의 수다테라피' '난 언제나 네 편일 고양~' '어른들의 관계학교, 고양공클'이란 보드 문구도 만들었다. 혼자서는 할 수 없는 일이었지만 고양공클의 스텝으로 김경아선생님과 일명 동네 사모님들이 많이 도와주셨다.

김경아선생님은 푸드테라피 인연으로 만나게 되었는 데 뚜벅이 강사인 나를 위해 발이 되어 주시고 학교, 복지관 수업도 함께 다니고 큰 힘이 되어 주셨다. 특히 매번 선물을 기부해 주셔서 고양공클에 오신 분들은 꽝 없는 선물을 모두가 받아갈 수 있도록 지대한 공헌을 한 마음이 따뜻한 선생님이시다.

또한 오랫동안 지역에서 함께 목회하며 서로 친분을 쌓은 일명 동네 사모님들도 한 분 한 분 큰 힘이 되어주셨다. 고양공클을 사모하고 사랑하는 마음으로 나오셔서 공클을 통해 서로 위로하고 격려하는 행복한 시간을 가졌다. 오랫동안 끈끈한 우정의 독수리 오자매 동네 사모님들이 계셔서 고양공클 모임이 지속될 수 있었다.

신원동 교회 이전 이후 마음의 여유가 없었는지 매달 진행하던 고양공클을 잠시 중단했다. 그러던 어느 주일 오후, 남편이 주일학교연합회 총회로 출타하게 되었다. 전날 밤에 불쑥 주일 오후 성경공부 시간에 공감클래스를 진행해 달라고 부탁하셨다. 갑작스런 부탁이었지만 오래전부터 울 성도님들과 꼭 하고 싶었던지라 아멘으로 넙죽 화답했다. 소중한 기회 주심에 감사했다.

다음날, 주일 오후 촉촉한 늦가을비와 함께 공클을 진행했다. 11월 마지막 주일, '올 한해 나의 3대 뉴스'를 함께 나누고 서로 브릿지 톡 카드로 공감하며 위로하고 격려하는 감성힐링 톡톡시간이 되었다. 한 해의 가장 감사한 이야기도, 때로는 가슴 아픈 이야기도 함께 나누며 울다 웃었다. 교회 이전 후 아픔도 있었지만 그 어느 때보다 서로 알아가고 사랑하는 법을 배워갔다.

이날 마지막 공클의 하이라이트, 총회 가시고 안 계신 목사님을 위해 황권사님께서 목사님 칭찬 릴레이가 시작되었다. 반주자 선생님의 아이디어로 핸드폰에서 목사님 사진을 꺼내 놓고 함께 계신 것처럼 목사님 사진 위 아래로 공감카드를 쭈욱 놓았다. 이런 공클은 처음이야! 성도님들의 따뜻한 마음이 느껴져 뭉클했다.

암 환자가 되고 보니 누군가의 작은 위로의 한마디가 그렇게 고마울 수 없었다. 말 한마디의 위력은 특히 환우들에게 더 크게 영향을 미친다. 몸이 아프니 작은 것 하나 하나가 다 예민해지고, 신경이 곤두섰다.

위로와 동정은 한 끝 차이인지라 누군가는 나를 위로하고 갔고, 누군가는 나를 동정하고 갔다. 물론 동정의 의도는 아니었겠지만 어떤 말은 위로라고 해 주는 말이 동정처럼 느껴져 더 화가 나고 속상했다.

김윤나작가의 '말그릇'이란 책에는 '적절한 순간에 침묵하고, 경청하고 질문하는 것이야말로 가장 세련된 말하기 기술'이라고 한다. 하나님이 인간에게 귀는 두 개, 입은 하나 주신 이유는 말하기보다 듣기를 두 배 하라는 뜻이다. 귀가 두 개인 이유는 한쪽 귀로 듣고 한쪽 귀로 흘리라는 뜻도 있다는 말에 웃음이 빵 터지기도 했지만, 공감대화는 어쩌면 말 보다 귀의 소중함을 깨닫게 해 준다.

지금 가장 좋아하는 친구 한 사람을 떠올려 보라. 어떤 친구가 떠오르는가? 대부분 사람들은 말을 잘 하는 친구, 똑똑한 친구가 아니라, 내 이야기를 전심으로 잘 들어주는 친구를 떠올린다. 나도 내가 가장 좋아하는 친구는 입이 발달된 친구가 아닌 귀가 발달된 친구였다. 내 이야기를 온전히 집중해서 들어주는 친구, 내 마음에 공감하며 내 편이 되어주는 친구, 내 아픔을 고스란히 함께 공감하고 동정이 아닌 위로로 따스하게 어루만져 주는 친구, 암 환자에는 특히 그런 친구가 필요하다. 입은 하나, 귀는 둘을 주신 하나님의 창조 원리를 생각하며 내 가족에게, 내 친구에게 말 그릇을 넓히는 사람이 되길 소망한다.

2020년 새해가 시작되면서 다시 마음 추슬러 고양공클을 준비하려고 했다. 남편이 직접 만든 방음벽이며 거의 모든 인테리어 공사를 마친 아늑한 새로운 공간에서 따뜻한 공감클래스를 열고 싶었다. 그러나 1월 유방재건수술로 회복의 시간을 보내고, 그 후 코로나19가 우리의 일상을 가로막았다. 기약 없이 공감클래스는 연기되었지만 여전히 꿈을 꾼다. 위로가 필요한 이에게, 격려가 필요한 이에게, 조금은 삶에 지친 이들에게 서로 기대며 손 내밀며 따뜻하게 안아 줄 수 있는, 어른들의 관계학교 공감클래스는 계속 이어질 것이다.

이제는 통일 시대를 준비하며 파주, 고양시를 중심으로 고양공클이 잘 쓰임받을 수 있기를 감히 꿈꾸어 본다. 여러분도 함께 할 고양~~~^^

은혜 더하는 사모 세미나

"축하합니다! 사모데이, 주님께 띄울 편지 공모전에 당첨되었어요. 사모님, 제주도 2박3일이든, 3박4일이든 목사님과 여행 다녀오세요~~!"

터미널선교회 대표이신 하귀선 사모님께서 전화를 주셨다.

"정말요? 우왕, 감사합니다"

1년에 한번 사모데이가 열린다. 몇 년전부터 알게 되어 매년 3월 5일(사모데이)이면 우리 동네 사모님들과 함께 사모 세미나를 참여한다. 사연없는 목회가 어디 있으며, 간증없는 사모가 어디 있으랴마는…. 그날 하루 만큼은 모든 사모님들을 위한 아름다운 축제의 현장이었다. 암 투병 후 알게 된 세미나였다.

두 번째로 참여하게 된 어느 해, 주님께 띄울 편지 공모전이 있었다. 암 투병 무렵에 쓴 〈사모〉라는 시가 생각나 우연히 응모했다. 응모하고 까마득하게 잊고 있었는데 하귀선사모님의 전화를 받고 얼마나 기쁘던지……. 상금으로 백 만원의 여행경비를 지원해 주셨다. 부부가 가는 경비로 지원된 여행이었다. 제주도를 한 번도 못 가 본 우리 아이들도 생각나 가족여행으로 신청하고 추가 경비는 우리가 조금 더 내는 걸로 했다.

첫 제주도 가족여행에 아이들이 무척 좋아했다. 신혼여행 때도 제대로 못 입었던 커플티를 처음으로 온 가족 티도 맞춰 입었다. 전에는 촌스러운 일이라고 시도도 안 할 일이었다. 암 투병 후엔 '조금이라도 하고 싶은 일이 있으면, 남의 눈치 보지 말고 마음껏 즐기자' 라는 생각이 들었다.

남편도 아이들도 커플티를 입었다. 아니 입어 주었다는 표현이 맞는 지도 모르겠다. 암 환자였던 엄마가 스트레스 또 받으면 안 된다고 웬만한 일에는 내 의견을 존중해 주었다. 우리 가족이 그토록 귀찮아 하는 사진도 나를 위해 열심히 잘 찍혀주었다.

강의를 시작하며 가까운 강의도 있지만 지방강의도 종종 있었다.

"혜경이는 역마살이 끼였어. 여자가 조신해야 하는데 너무 덜렁대서 어쩌냐!"

어릴 적 곧잘 듣던 말이었다. 암 투병 후에 강사활동 하는 나를 보며, "사모님 기질대로 마음껏 다니라고 강사되게 하셨나 봐요. 못 돌아다녀서 병이 났나 봐요" 농담으로 말씀하시는 분들도 종종 있었다. 그래서 제2의 인생을 강사로 주신 지도 모르겠다.

"맛있는 거 많이 먹고, 아프지 말고 조심해서 강의여행 잘 다녀와!"

그런 나를 언제나 남편과 아이들은 응원해 주고 지지해 주었다. 그래서 그런지 지방강의 가면 꼭 나만 놀러 다니는 것 같아 미안했다.

"엄마 덕분에 공모전에 당첨되어 비행기도 타는 거야. 재밌게 놀자!" 이날만큼은 남편과 아이들에게 큰 소리치며, 처음으로 렌트카도 빌리고 바닷가 숙소에서 꿈같은 3일의 시간을 보냈다.

사모세미나는 대부분 서울 수도권 지역에서 열린다. 어느날 한 통의 전화가 왔다.

"선배님, 저희 교회에서 대구 경북 인근 사모님들 모시고 사모세미나를 열어요. 강사로 꼭 와 주세요."

고향 후배이자 청도 신흥교회 한효선 사모님의 전화였다. 그동안 몇몇 교회에서 부모교육이나 가정세미나, 푸드테라피 강의는 많이 갔지만 사모님들만을 대상으로 강의하기는 처음이었다.

개척사모의 애환을 누구보다 잘 알기에 사모님들과 공감하기에 가장 편한 자리이기도 했고, 한편으로 가장 조심스러운 자리이기도 했다. 더 연륜 있고 귀한 선배 사모님들도 많은데 과연 내가 사모님들 앞에 무슨 이야기를 해야 할까? 몇 달 전부터 잡힌 일정이라 틈틈이 기도했다. 하루하루 일정이 다가올수록 두근두근...

세미나 당일, 이른 새벽에 한사모님이 끊어주신 ktx를 타고 청도로 향했다. 청도 신흥교회 예배실에는 이른 시간부터 어디선가 나타난 사모님들로 예배실을 가득 메웠다.

열정의 막내 고모님이자 밀양교회 사모님이신 김정숙사모님, 나를 보자마자 덥석 내 손을 붙잡고 예배실 맨 앞 자리에서 기도를 드렸다. 우리 가정의 첫 복음의 씨앗인 우리 고모, 어릴 적 고모 손잡고 교회를 갔던 걸음이 생각났다. 암 환자였던 내가 강사로 등장한 내 모습에 고모는 무척 자랑스러워하시며 강의 전 나를 위해 기도해 주셨다. 우린 절로 함께 감사의 눈물이 주르르... 불교 집안이 기독교로 주님을 믿는 천국 백성이 되니 더욱 감개무량

했다.

대구 지역 푸드테라피 강사과정 양성 때 만났던 사모님들, 페친이라며 반갑게 인사해 주시는 사모님, 나는 잘 모르는데 SNS친구라 하시는 몇몇 사모님들도 반갑게 맞이해 주셨다. 내가 올리는 글에 댓글은 안 달아도 넘 재미있게 읽고 힘이 된다고 말씀해 주셔서 감사했다. 아주 가끔은 SNS를 이제 그만 해야 하나 고민스러울 때도 있었는데 긍정적으로 말씀해 주시니 감사하고 용기가 났다.

'은혜 더하는 사모세미나' 첫 타임으로 '위풍당당 사모의 공감과 소통'이란 제목으로 강의를 했다. 이화여대 목회상담실에서 사모이신 박강희교수님의 '위풍당당 사모'에 대한 강의를 들었는데 그때 그 네 마디가 딱 마음에 와 닿았다.

위 : 위기와
풍 : 풍랑 속에서도
당 : 당당하게
당 : 당신답게

위풍당당 사행시를 시작으로 강의를 열었다. 같은 공감대의 사모님들, 그것도 고향 사모님들이라 그런지 더 정겹게 나도 모르게 절로 사투리도 팍팍 쓰며 강의 시간이 금세 슈웅 지나갔다. 위풍당당한 사모들이 되자고 함께 격려하며 사모인 우리가 타인의 감정을 공감하기 전 먼저 자신의 감정을 공감하고 잘 조절하며 감정의 노예가 아닌 감정의 주인으로 살자고 했다. 감정은 하나님이 주신 선물이다. 모든 감정은 하나님이 필요해서 우리에게 허락하신 것이다. 기쁨, 즐거움, 기대 등 긍정적 감정 뿐 아니라 우울, 슬픔, 분노 부정적 감정도 우리에게 필요해서 허락하신 하나님의 선물이다.

감정은 억압한다고 사라지지 않는다. 자신의 감정을 있는 그대로 인식하고 수용·조절할 때 보다 건강한 삶을 살 수 있다. 모든 감정은 마음의 신호등이다. 빨간 불, 초록 불이 좋고 나쁨이 아니라 단지 정지, 출발을 나타내는 신호이듯 감정도 좋고 나쁨이 아닌 내 마음의 신호이다. 감정을 무조건 억압이나 분노로 표출이 아닌, '내가 지금 화가 났구나!' '많이 슬프고 속상하구나' 자신의 감정을 먼저 인지하고 수용할 때 상대의 감정도 공감할 수 있는 힘이 커진다.

짝궁 사모님들끼리 각자 에너지 레벨을 체크하고 서로의 감정 상태를 나누었다. 또 서로 가장 자랑스럽고 뿌듯했던 때를 나누며 공감과 소통의 시간을 가졌다. 마지막으로 오프라 윈프리의 '이것이 사명이다'라는 글로 강의를 마무리 했다.

첫째, '남보다 많이 가진 것은 축복이 아니라 사명이다' 흔히 남보다 많이 가진 것을 축복이라 생각한다. 돈이든 재능이든 외모든 자신이 남보다 많이 가진 것은 축복이 아니라 그것을 나눌 사명이 있는 것이다.

둘째, '남보다 아파하는 것은 고통이 아니라 사명이다' 하나님이 우리를 벌하기 위해 고통과 아픔을 주는 것이 아니다. 남보다 더 아프고 고통스러운 것이 있다는 것은 어쩌면 그 아픔과 고통을 통해 성장하고 성숙하여 그와 같은 아픔이 있는 자를 위로하라는 사명이 있는 것이다.

암 투병을 하며 왜 하필 나만 아파해야 하나? 무언가 내가 잘못해서 하나님이 벌주시는 건 아닐까? 아닌 줄 알면서도 욥의 친구들이 욥에게 던졌던 수많은 충고처럼 내가 나에게 던질 때도 많았다. 때로는 특별한 깨달음을 위한 고난도 있고, 내 잘못으로 오는 고난도 분명 있지만, 남보다 아파하는 것은 고통이 아니라 사명이다.

내 상처가 누군가의 길잡이가 되는 별이 되고, 내가 흘린 눈물이 나와 같은 아픔으로 눈물을 흘리는 이들을 닦아주는 사명자가 된다. '내 상처의 크기가 내 사명의 크기다'라는 책의 저자 DID(들이대) 열정의 송수용 대표님은 인생의 그릇이 큰 사람에게는 큰 시련을 준다고 했다. "재수가 없어서, 운이 나빠서 그런 것이 아니라 내가 감당해야 할 사명이 있기 때문이라고, 상처가 없는 사람은 다른 사람의 아픔을 함께 아파하며 공감하기가 어렵다. 내 상처는 나 혼자 괴로워하고 아파하며 우울증 걸리라고 있는 것이 아니다. 그 상처를 가지고 다른 사람의 상처를 진심으로 이해하며 공감할 수 있는 진정한 리더가 되라고 있는 것이다." 라나쇼(라면 나눔 쇼, 라면 5개가 참가비인 세미나)에서 송대표님의 강의를 들으며 시련이 그를 더욱 강하게 하며, 열정 그 자체임을 느꼈다.

고난은 하나님의 도구로 사용되기 위해 거치는 필수요소이기도 하다. 고통과 고난의 연단이야말로 교만과 아집의 독소가 빠지고, 하나님의 사람으로 쓰임받기 가장 적당한 사명자로 거듭나는 것이 아닐까? 커다란 리더 독수리의 날개에는 가장 많은 상처가 있다. 성경의 위대한 인물은 반드시 상처와 고난과 연단의 시기를 지나왔다. 우리 각자의 십자가를 불평과 원망 대신 인내와 기도로 나아가기를, 막힌 동굴이 아닌 끝내는 빛으로 나아가는 터널임을 믿고 사명자의 길을 한걸음씩 포기하지 않고 나아가기를 소망한다.

셋째, '남보다 가슴 설레이는 것은 망상이 아니라 사명이다' 내가 만든 요리를 누군가 잘 먹는 것을 볼 때, 혹은 누군가는 그림을 그릴 때, 누군가는 노래를 부를 때, 누군가는 말씀을 전할 때, 누군가는 글을 쓰면서 가슴이 설레일 때가 있다. 결혼 후 오랫동안 강의를 쉬었고, 암 투병 이후 찾아온 강의의 기회들! 두려움도 있지만 너무 설레고 가슴이 뛸 때가 많았다.

저마다 자신의 달란트 따라 가슴 설레는 일이 있다면 망상이 아니라 사명이다. 어떤 일을 할 때 가장 행복한 지, 환자라고 꿈꾸지 말라는 법은 없다. 오히려 더 강력히 꿈을 꾸어야 한다. 그 간절한 꿈이 혹독한 투병 생활을 이겨내는 더 강력한 항암제가 될 수 있다. 암 투병 이후의 삶은 보너스 삶이며, 하루하루 호흡하고 살아 있다는 것, 가족들과 아옹다옹 싸울 수 있다는 것, 평범한 일상이 기적이요, 감사의 선물이다.

 마지막으로 '남보다 부담되는 것은 강요가 아니라 사명이다' 어떤 이는 방황하는 청소년을 볼 때, 어떤 이는 노인들을 볼 때 마음의 부담이 될 수 있다. 그 계층에 남다른 부담이 있다면 강요가 아니라 사명이다.

 내 경우는 육아를 힘들기 했기 때문일까? 유독 젊은 아기 엄마들을 보면 그들을 향한 부담이 많이 생겼다. 그 부담은 달리 말하면 사명이 될 수 있다. 육아전쟁으로 세상이 끝날 것만 같았던 그 시기가 전부가 아니라고… 조금 더 여유있게 아이를 키워도 아이들은 잘 자란다고 함께 응원하고 싶다. 또 나와 같은 개척교회, 작은 교회 사모님들을 보면 마음에 부담이 생겼다. 개척교회 재정의 어려움, 일꾼의 빈약함, 사모라는 애매한 위치, 선배 사모님들을 보면 긴 세월 어찌 살아내셨을까 한없는 존경과 애틋함이, 후배 사모님들을 보면 괜스레 안쓰러운 마음이 들곤 했다. 자녀로 인해 힘들어하는 부모나 힘든 현실 속의 사모님들을 보면 남다른 부담이 생겼다. 또 암 투병을 했기에 누가 암에 걸렸다, 항암치료를 시작한다는 말만 들어도 절로 마음이 쓰였다.

노숙자나 어떤 소외 계층을 볼 때 남달리 긍휼한 마음이 들고 부담된다면 구제의 특별한 사명이 있는 것이다. 내 친구 해경이(일명 허씨)는 유독 길거리에서 기아대책 등 아동 지원사업이나 NGO단체 설문 조사나 여론 조사를 하면 그냥 지나치지 못하고 꼭 후원서를 쓴다. 타인을 긍휼히 여기는 따뜻한 구제의 사명이 있는 것이다. 혹 집안의 살림살이가 어지럽고 자꾸 눈에 거슬린다면 그 사람은 청소의 사명이 있는 것이다. 우리 집에서는 내가 아닌 남편이 청소의 사명을 가진 것 같다고 했더니 공감의 폭소를…

내 강의 이후 편안한 마음으로 나 역시 은혜를 사모하며 남은 세미나 일정에 임했다. 찬양으로 간증하신 박경옥 사모님도 큰 울림과 감동을 주셨다. 마지막으로 임은미 목사님의 설교가 있었다. 사모가 아닌 말씀을 전하는 목사의 사명으로 살아오셨기에 어떻게 무슨 말씀을 전해야 하나 고민스러워하시면서 말씀을 여셨다. 임은미목사님을 이날 처음 뵈었지만 왠지 편안하고 친숙한 느낌이 들었다. 목사님의 긍정적이고 환한 미소가 참 좋았다. 매일 새벽 하나님의 말씀으로 하루를 시작하신다는 목사님! 새벽기도 가기 전 수 십년 동안 하루도 빠짐없이 매일 큐티를 하셨다는 목사님, 그래서 지치거나 방전되는 일도 없었다는 담대한 모습이 오히려 참 신선하고 도전이 되었다.

이날 설교말씀을 들은 이후 목사님의 설교를 유튜브로 찾아서 듣고 목사님의 묵상방에도 초대되어 매일 일상의 일과 말씀 묵상의 은혜를 함께 나눌 수 있어 좋았다. 알게 모르게 목사님의 글을 매일 읽고 기도하다 보니 지금은 가장 닮고 싶은 1인, 탁월한 여성 리더십과 영적인 멘토로 내 마음에 자리 잡았다.

닮고 싶은 사람이 생겼다는 건 행복한 일이다. 한 아내이자 어머니로, 케냐 선교사님으로 탁월한 말씀선포자로, 살아계신 하나님과 늘 동행하며 말씀 그대로 살아가시는 모습이 큰 위로와 감동을 주었다. 나도 누군가에게 닮아가고 싶은 사람으로, 다시 만나고 싶은 사람으로 살아가길 소망한다.

가장 은혜 충만해야할 대상, 사모이지만 은혜의 사각지대에 있을 때가 많다. 사모님들을 만나보면 암 뿐만 아니라 저마다 참 많은 병을 앓고 계신다. 여느 아내들처럼 편하게 남편 흉을 볼 수도 없고, 자식 흉을 볼 수도 없다. 혼자 마음 앓이를 하다가 결국 몸 앓이로 이어진다. 그래도 다시금 은혜의 자리로 나아가, 상처가 별이 되고 눈물이 사명이 되는 귀한 길을 걷고 계시는 사모님들을 응원하며 존경한다.

펀펀힐링센터의 꿈

하나님은 도농지역 수도권 인근의 작은 개척교회 사모에게 전보다 더 튼튼한 두 다리를 주셔서 여기저기 다니게 하셨다. 특히 푸드 수업은 푸드 재료를 일일이 직접 미리 손질해서 가져 가야했다. 재료 품목 별로, 때로는 생크림 휘핑해서 녹지 않으려고 얼음팩으로 이중 삼중으로 담아야 했다. 준비한 재료들을 쏟아지지 않게 커다란 캐리어 가방에 차곡차곡 담아 지하철 계단을 오르내렸다. 한여름에는 절로 뜨거운 비지땀이 흘러 내렸다.

방학이면 우리 아이들에게 도움을 요청했다. 캐리어 대신 들어주고 보조강사 역할로 강의 중에 재료 분담하는 역할을 맡겼다. 다행히 두 아이들이 번갈아 가며 방학 때마다 엄마 대신 커다란 캐리어 가방을 끌어주며 강의 장소까지 옮겨주고, 척척 보조 강사 역할을 잘 해 주어 고마웠다.

"엄마 강의 어땠어?"

누군가에게 피드백 받는 일은 늘 콩닥거린다. 심지어 내 아이들일지라도, 어쩌면 더욱 두근거리는 일이다.

"울 엄마, 역시 엄지 척!"

해 줄 때도 있지만 가끔은

"엄마, 이런 상황에는 말이야~ "하며 미처 내가 보지 못한 부분까지 일러주기도 한다. 은근 자존심이 상하면서도 그렇게 세밀하게 봐 주고 아이 시선에서 본 깨알 같은 피드백을 해 주니 고맙기도 했다. 물론 다녀와서 아르바이트 비용은 꼭 챙겨줬다.

어느 날 친하게 지내던 동네 사모님 중 최은숙 사모님이 다니던 회사를 그만 두고 쉬게 되셨다.

"사모님, 제가 사모님 모시고 다닐 테니까 사모님 강의하는 현장에 데리고 가 주세요. 저도 사모님처럼 강의하고 싶어요."

마침 차가 있던 사모님은 늘 뚜벅이 강사로 무거운 짐 들고 강의 다니는 나를 안쓰럽게 생각하셨다. 나를 도와주고 싶은 마음에 스스로 기사로 자청하셨다.

"우왕, 제 발이 되어 주신다니 제가 더 감사하지요. 천군만마를 얻은 듯해요. 사모님도 강의하시면 엄청 잘 하실 거예요. 제가 더 잘 부탁드려요."

그렇게 우린 몇 달간 여러 강의 현장을 다니며 함께 했다. 그 이후 최은숙 사모님은 함께 군 인성강사로 푸드테라피 강사, 부모교육 강사로 활동하게 되었다. 또 사모님은 다문화센터와 연계하여 지금은 세계시민교육 강사로, 또 다문화이해교육 강사를 양성하는 강사로 멋지게 활동하고 계신다. 나는 독서치료사로, 최은숙 사모님은 음악치료사로 군 부대 그린캠프 강사로도 활동하고 있다. 이제는 청출어람 강사님이 되셨다.

그때 그 일을 시작으로 '펀펀힐링센터'를 세웠다. 최은숙 사모님처럼 강사가 되고 싶은 분들에게 푸드테라피와 부모교육 강의를 기본으로 하는 강사훈련과정을 열고, 다양한 컨텐츠를 개발하고 평생 함께 하는 연구원으로 '펀펀힐링센터'를 만들게 되었다.

'펀펀힐링센터'는 1인 기업 강사인 나의 첫 회사이름이다. 남편이 만든 '펀펀카페'에서 이름을 본 따 '펀펀힐링센터'라고 지었다. 기업의 이념이 있듯, '펀펀힐링센터'의 교육철학도 세웠다. 강의는 일단 재미있어야 한다. 아무리 좋은 강의도 지루하면 땡! 그리고 재미만 있으면 안 된다. 재미를 위해서는 개그 프로를 보면 된다. 재미를 넘어 삶의 의미를 주는 교육, 또한 의미를 넘어 감동을 주고 삶의 작은 변화를 일으키는 교육이면 좋겠다고 생각했다.

"재미, 의미, 감동"이 있는 교육이념을 만들어 하나님 나라 확장과 하나님 형상의 회복을 꿈꾸는 교육기관이 되길 소망했다. 지금도 늘 강의 시간에 '저와 함께 하는 이 시간은 재미, 의미, 감동의 시간이 되길 바랍니다' 라는 인사말로 강의를 시작한다.

푸드테라피 등 자격증은 취득했지만 어디서부터 어떻게 강의해야할지 모르는 막연한 분들에게 강사로서의 자질과 소양, 스팟 진행, SNS활용법, 파워포인터 강의안 만들기, 강의 기법 등 개인 강사코칭이 필요하다고 느끼는 분들을 위한 전문강사 양성과정을 만들었다. 실제 강의 현장에도 함께 나가고, 공동의 프로젝트도 함께 진행하는 일을 하게 되었다.

작년에는 '함께 하는 아버지들' NGO단체와 협업으로 각 지역아동센터 아이들에게 과자를 이용한 '맛있는 꿈짓기' 프로그램을 하게 되었다. '너의 꿈을 말해줘' 라는 예쁜 플래카드를 걸고, 아빠미소 꿈 멘토링 사업으로 롯데와 사랑의 열매가 후원했다. 꿈에 대한 동화이야기와 꿈 특강에 이어 과자로 자신의 꿈을 표현해보는 '맛있는 꿈짓기' 시간을 가졌다. 피아니스트가 꿈인 친구들은 과자로 멋진 피아노를 만들기도 하고, 선생님이 꿈인 친구들은 멋진 칠판과 아기자기하게 미래의 자신의 모습을 과자로 표현했다. 거대한 과자 소방차를 만들며 소방관의 꿈을 표현하기도 했다.

맛있는 꿈짓기에 이어 자신의 꿈을 이루어가는 데 궁금한 점들을 아빠미소 멘토단에게 편지쓰기 시간을 가졌다. 자신이 만든 작품을 보며 뿌듯해 하기도 하고, 실제 꿈을 이루기 위해 어떤 공부를 해야 하는지 어떤 과정이 필요한 지 궁금한 점을 깨알처럼 적는 친구들도 많았다. 각 센터마다 예쁜 우체통도 비치하여 아이들이 쓴 꿈 편지를 아빠미소 멘토단에게 전달, 그 편지를 전해 받은 멘토단은 정성껏 아이들에게 답장을 써 주셨다. 20개 지역아동센터 500명 이상의 아이들이 참여했는데 '함께 하는 아버지들'의 아빠미소 멘토단에서 일일이 답장을 써서 아이들의 꿈을 응원해 주셨다.

아빠미소 멘토단은 꼭 아빠만 해야 하는 사업은 아니었다. 나도 동참해서 몇몇 친구들의 편지에 답장을 해 주었다. 아이들의 꿈을 응원하고 격려해 주었다. 아빠미소 멘토단의 대표이신 김혜준대표님을 비롯 아빠미소 멘토단에는 여행가, 경찰관, 방송국 PD, 파일럿, 등 다양한 직업에 종사하시는 분들이 많았다. 아이들이 쓴 꿈에 대하여 실제적으로 도움을 주시고, 직접 센터의 친구들을 경찰서로 초대하기도 하고, 꿈 캠프를 지역마다 열기도 하셨다.

작년 연말에는 아이들 꿈 편지와 멘토 분들의 꿈 답장을 한데 엮어 '꿈을 꾸는 아이들'이란 책으로 발간되기도 했다. 지역아동센터 아이들이 자신의 꿈을 지지해 주는 어른들이 있다는 사실을 기억하고 더 힘차게 꿈을 향해 달려가는 아름다운 사회가 되길 꿈꾼다.

우리 연구원 선생님들이 주강사 혹은 부강사로 함께 연합하여 잘 감당해 주셨기에 가능한 일이었다. 올해도 곧 사업이 시작된다. 코로나19로 많이 늦어졌지만, 아빠미소 멘토단과 더불어 펀펀 힐링센터를 통해 더 많은 아이들이 자신의 꿈을 찾는 일에 귀하게 쓰임 받기를 소망한다.

최은숙 사모님 이후 또 한 분의 동네 사모님이 계셨다. 큰사랑교회의 박주희 사모님! 누구보다 음식솜씨가 좋으시고 아이들 간식도 예쁘게 척척 만드시는 재능이 많으신 사모님! 아동요리, 푸드테라피 강사로 이미 만반의 준비가 된 사모님이셨다. 소정의 교육 후 학교나 복지관에 접수할 강사 이력서가 필요했다.

"사모님, 제가 사모님처럼 청년시절 기업 강의 경력도 없고 미스 시절 유치원 교사했고, 결혼 이후 그저 교회 일만 했는데 이렇다 할 경력이 없어요. 학교나 복지관에 이력서를 내야 하는데 고민스러워요."하며 걱정하셨다.

"사모님, 우리가 오랫동안 주일학교 교회 사역한 것만큼 값진 경험이 어디 있어요?"

사모님의 이력서 란에 '큰사랑교회 어린이 캠프 교육개발 및 강의' 경력 7년이라고 써 드렸다. 아이들 레크리에이션에서부터 말씀 전하는 일까지 그 자체가 얼마나 엄청난 경험인데… 그 사이 우린 아이들 간식까지 다 만들어 먹이지 않았나? 우리는 경단여(경력단절여성)가 아니다. 박주희 사모님께 용기를 주며 새롭게 이력서를 만들어 학교나 복지관에 접수했다.

나 역시 결혼 후 사모가 되어 세상 것을 배설물로 여긴다며 프리랜서 강사 일을 뚝 끊었지만, 교회 사역 자체가 또 다른 강사의 경력이 되고 가르치는 일이었다. 특히 개척교회 사모는 특성상 어린 아이부터 노인에 이르기까지 여러 다양한 대상을 만나고 격려하고 위로하고, 상담에서 교육까지 모든 일을 감당해야만 한다.

흔히 결혼 후 아이 낳고 기르는 일을 경력단절여성, 경단여로

치부하기 때문에 많은 여성들이 아이 양육 후 제2의 사회생활 하는 것을 엄청난 장벽으로 여긴다. 그래서 '경단여'를 위한 교육과 창업도 많이 있다. 그런데 그 '경단여'라는 느낌이 썩 좋지 않다. 아이 낳고 기르는 일이 왜 경력단절인가? 그것만큼 동시 다발로 해 내야 하는 엄청난 정신력과 체력이 필요한 일도 없는데… 일반인도 그런데 사모는 더하다. 가정 일을 넘어 교회 일도 돌봐야 한다.

전도사님들은 월급도 있지만 전도사님급 이상으로 일하는 사모들은 평생 무보수로 교회 구석구석 일명 땜빵 사모로 온갖 일을 다 해야 한다. 개척교회 사모의 경력은 내가 싱글일 때 경험한 사회 생활이상 몇 배나 되는 중요한 경력이었다.

각 교회에서 어린 아이들 위한 주일학교 교육부터 장년층까지 상담과 교육, 섬김의 기본자세가 되어 있으니 이보다 더 강사로서 이미 기초훈련이 끝난 분들이 어디 있을까? 약간의 컨텐츠만 알려드리면 각 교회를 시작으로 지역사회에서 유용하게 활용할 수 있는 교육이 많다. 내 영업력이 좋아서 여기저기 강의할 곳을 뚫어드리면 좋으련만 거기까지 아직 역량은 되지 않지만 앞으로도 기도하면서 따로 또 같이 하나님 기뻐하시는 일들을 많이 할 수 있기를 꿈꾼다.

그 이후에도 펀펀힐링센터에 신앙적으로나 인격적으로도 기본적인 강사로서의 자질과 인품을 갖춘 연구원분들을 만나게 해 주셔서 참 감사하다. 연구원들 중에는 고양시에서 '마카롱공방'(율카롱)을, 인천에서 '스마일 마음요리터'를 운영하시는 선생님도 계신다. 교육 현장을 넘어 실제 맛있고 다양한 제품들을 나만의 브랜드로 상품화해서 판매를 하시는 분들도 계신다. 유아 영어학교를 운영하시는 원장님, 영양사로 일하시는 선생님도 계신다.

두 달에 한번 펀펀 스터디를 통해 서로 주제연구 발표도 하고 강의안도 만들고 있다. 아직은 많이 미약하지만 한국교회와 선교사님들 돕는 좋은 교육 도구로 사용되기를 기도하고 준비하고 있다. 또한 앞으로도 많은 분들의 꿈을 이루는 데 도움을 드리는 펀펀힐링센터가 되길 소망한다.

강사활동을 하며 내가 가장 많이 던진 질문은 '나는 왜 이 일을 하는가?' 였다. 가장 큰 문제는 개척에 교회 살림살이로는 도저히 가정경제가 돌아가지 않았다. 내가 하나님이 아니라 돈을 좇아가는 건 아닐까? 난 강의할 때 너무 행복한데, 내가 행복하면 안 되는 것인가? 별별 자책감에 스스로를 많이 짓눌렀다. 다른 사모님들이 강의하고 행복해 하는 모습을 보면 같이 기뻐했다. 낮아진 자존감이 많이 높아지고, 더 예쁜 모습으로 활기차게 일하는 모습을 보니 너무 좋았는데 정작 나는 나 스스로를 많이 억압했다. 열심히 강의 잘 하고 와서도 내가 사모로서 기도가 소홀한 건 아닌지, 우리 성도님들을 잘 돌보지 못한 건 아닌 지 늘 죄책감에 사로잡혔다. 그때마다 내게 힘을 준 건 남편이었다.

"당신이 행복한 일이라면, 죄가 아니면 괜찮아. 주신 달란트 마음껏 펼치고, 이왕 하는 거 잘해. 전문가답게!"

늘 잘한다고 격려해 주고, 용기를 주었다. 아직도 나는 생계형 강사다. 이 일을 통해 우리 집 반찬거리를 사고, 아이들의 필요도 채운다. 교회 빈 재정도 가끔은 메우기도 한다.

주님이 주신 달란트, 한 달란트 땅에 파 묻어두고 안전하게 살아가는 청지기가 아닌 부족하지만 주신 달란트를 감사히 여긴다. '소금은 소금통 밖으로' 언젠가 청년 때 읽은 책 제목인데 소금은 소금통이 아닌 소금통 밖에 있을 때 진정한 존재가치가 있다. 소금으로 이 사회의 부패를 방지하고 보다 많은 사람들이 건강한 웃음을 되찾고 위로와 공감으로 힘을 얻고, 밝은 에너지를 전하는 펀펀힐링센터를 만들어 가고 싶다.

　인생 이모작을 위해 준비하시는 분들, 무언가 꿈틀거리는 꿈은 있지만 자신이 없는 분들, 특히 교회에서 소중한 달란트를 묻어두고 혼자 눈물짓는 사모님들이 교회 안에서, 혹은 세상을 향해 하나님의 마음을 안고 수많은 영혼들에게 다가가길 소망한다.
　준비된 자를 쓰시는 하나님, 마지막 시대 한 손에는 은혜를, 한 손에는 세상을 향한 컨텐츠를 갖고 지역사회와 세상을 향해 나아가 주님의 마음을 시원케 해 드리는, 아름다운 일꾼들로 훈련 되어지는 센터가 되길 소망한다. 더 많은 분들의 꿈의 응원자로, 행복바이러스를 팡팡 전하는 센터로 귀하게 쓰임 받기를 꿈꾼다.

　'암'이라는 고난을 넘어 새로운 꿈을 꾸고, 꿈을 이루며, 펀펀하게 때로는 뻔뻔하게 나를 치유하고, 가족과 공동체, 이 땅을 치유하는 주님의 기쁨이 되는 펀펀힐링센터의 꿈은 계속 이어질 것이다.

　오늘도 독한 항암제를 맞거나, 암과 같은 고난과 아픔을 겪고 있는 분들께 주님의 위로와 치유의 손길로 한 분 한 분 어루만져 주시기를 소망한다. 그래서 우리의 상처(sCar)를 별(sTar)로 만들어 주실 주님의 은혜를 바라본다. 상처를 원망이 아닌 인내와 감사로 이겨내고 C를 T로 변화시켜 어둔 밤 하늘을 밝히는, 누군가의 희망이 되는 별이 되기를 기도한다. 우리가 흘리는 아픔의 눈물이 또 다른 이의 눈물을 닦아 주는 사명이 된다는 것을…

에필로그

"꿈꾸는 사모, 푸른햇살 희망작가로"

❖ 사모

웃고 있으나

울고 있고

울고 싶어도 웃어야 하는 자리

화가 나도

화낼 수 없는 자리

떠나고 싶어도

떠날 수 없는 자리

다시 태어나도 이 자리 소중하다며

지키고 싶었지만

또다시 미련 없이 던지고 싶은 자리

내 안에 스스로 갇힌 나

누가 뭐라 하지 않아도 눈칫밥 인생

행복한 사모되기 참 힘들다

행복해도 미안한 자리

그 행복 누리고 나누면 되지만

왠지 스스로를 죽여야만 될 것 같은 자리

잘나도 탈 못나도 탈

생긴 대로 살면 될 텐데

그래도 자꾸만 눈물이 나는 자리

한 성도 행복하면 같이 행복하고

한 성도 불행하면 같이 불행해지고
이리저리 휘날리는 인생
자유하고 싶으나 자유롭지 못한 인생

오직 하늘기도로 살아야할 인생
주님만 바라봐야 쓰러지지 않을 인생
그 험난한 길을 아무 생각 없이 오고 말았다

이조차 주님의 뜻이라면 묵묵히 지고 가야 할 인생
결코 후회하지 않을 인생이고 싶다
내 빛깔을 찾고 내 노래를 부르고 싶다

순례자의 길 주님 가신 그 길
끝까지 갈 수 있을까?
넘어져도 다시 일어나야 할 텐데...
때로는 넘어진 채 그대로 오랫동안 머물고 싶다

월요일 오후 조용한 예배실

기도하러 왔는데 기도도 안 된다

주린 배가 울고 있어

퉁퉁 불은 컵라면 하나 허겁지겁 먹고 있다

내 맘도 울고 내 눈도 울고 있다

주님이 말씀 하신다

내가 너를 아노라

그 말씀이 고마워 또 울고 있다

울면서 먹은 컵라면

인생의 맛이 느껴진다.

그렇게 나는 또 자라고 있다

인생 반 백년을 지나는 길목에

목회가 뭔지... 사모가 뭔지...

두고 봐라 그런다고 내가 꺾이냐?

사단아 덤벼라!

제2의 사춘기를 겪으며 또 그렇게 자라고 있다.

여러 가지 마음 아픈 일이 있어 월요일 오후 조용히 교회에 갔습니다. 기도하다 배가 고파 퉁퉁 불은 컵라면 허겁지겁 먹었습니다. 그리고 떠오른 시 하나, '사모'라는 시입니다. 이 시를 짓고 몇 개월 있지 않아 암이란 것에 덜커덕 걸렸습니다. 몇 개월 전 검사할 때만 해도 멀쩡했는데 그 사이 내 몸과 마음이 많이 아팠나봅니다.

준비없이 바로 실전에 뛰어든 미숙한 제게 어느덧 사모의 길을 20년간 걸어오게 하심을 감사드립니다. 삼 사십년, 아니 평생을 사모로 걸어오신 선배 사모님들을 뵈면 절로 고개가 숙여집니다. 이 긴 세월을 어찌 보내셨을까?

아주 가끔은 외롭고 남몰래 눈물 흘릴 날도 많았습니다. 어린 두 자녀 양육과 개척교회를 섬기는 일이 쉽지는 않았습니다. 돌아보면 어떻게 그렇게 했을까? 그때는 '힘들다' '지친다' 투정 부릴 새도 없이 그렇게 살아야만 하는 줄 알았습니다. 그저 주어진 삶에 숨가쁘게 헤쳐온 듯합니다.

좌충우돌 뜨거운 열정만 앞설 때도 있었고, 고단해도 젊은 그때 그 시절, 순수한 마음이 있어 가만히 미소짓게 되기도 합니다. 돌아보니 부족하면 부족한 대로 감사함으로 이겨내게 하시고, 없으면 없는 대로 그저 버티는 맘으로 여기까지 오게 하셨습니다. 하나님의 은혜와 하나님의 손길이었음을 고백합니다.

남들처럼 수 백명을 전도하는 전도자도 아니었고, 몇 천명 규모의 대단한 교회를 이루어낸 성장도 없었지만, 지금 이 모습 이대로 변함없이 사랑하시고 지켜보고 계신 주님의 따뜻한 시선에 고맙고 감사할 따름입니다.

세속화되고 흔들리는 한국교회, 점점 줄어져 가는 주일학교의 모습들, 대형교회들의 덕스럽지 못한 일들로 이제는 목사, 사모라는 이름이 더 이상 존경의 대상도 아니고, 교회조차 사랑이 식어가고 희망이 사라지는 시대!

그래도 말하고 싶었습니다. 살아계신 하나님을, 우리를 죄에서 구원해 주시고 천국을 선물로 주실 뿐 아니라, 지금 여기에도 여전히 운행하시고 주님과 동행하는 기쁨을 날마다 맛보게 해 주시는 그 놀라운 사랑을!

아직 우리교회는 가야할 길이 멀고 험합니다. 여전히 부족함 투성이입니다. 때로는 이제 그만 걸었으면 좋겠다고 생각한 적도 많았습니다. 늘 그 자리에 여전히 잘 버티는 남편이 고맙고 신기할 때도 많았습니다. 가슴 아픈 성도님들을 더 많이 안아주고 더 많이 기도하고 더 많이 위로해 주지 못함에 늘 죄송한 마음입니다.

내 주변의 사람들을 사랑하며, 섬기며, 하루 하루 성실하고 즐겁게 살아가려고 합니다. 학창시절 때부터 품었던 Peace & joy maker의 꿈을 안고 행복한 사모로 살아가고 싶습니다. 누군가에게 따스한 햇살을 비춰주며 작은 희망을 전하는 '푸른햇살희망작가'로 살고 싶습니다. 누군가의 꿈을 함께 응원하며, 격려하는 사람으로, 내게 주신 빛깔대로, 나만의 향기로, 다른 누구와 비교하지 않고 있는 그 자리에서 작은 꽃 한송이 피어내는 삶이고 싶습니다. 영혼을 사랑하는 사모로, 말하는 대로 사는 강사, 사는 대로 글 쓰는 작가로, 주님 부르실 그날까지 '재미, 의미, 감동의 삶'으로 성실히 달려가겠습니다.

철 침대에 누워 아무런 희망도 보이지 않는, 고난의 한가운데서도 주님은 여전히 우리와 함께 하십니다. 상처를 어루만지시고 우리가 울 때 함께 울어주십니다. 너무 열심히 살다가 병이 났습니까? 너무 애쓰다가 지쳤습니까? 뜻하지 않은 고난에 절망하고 있습니까?

'힘들면 힘내지 않아도 돼' 누군가 해 준 말이 큰 위로가 되었습니다. 생명을 허락해 주신 그날까지 천국 소망을 붙잡고, 원해서 망한다는 원망대신 그래도 감사, 그것까지 감사, 그럼에도 불구하고 감사로 걸어갑시다.

우리 안의 원석을 보석으로 만들어 가시는 주님의 손길을 거부하지 말고, 우리 인생의 키를 주님께 드리며 표류가 아닌 항해의 인생이 되길 기도합니다. 이 땅으로 보내신 저마다의 사명을 기쁘게 잘 감당하다 넓으신 그 분의 품에 안기기를 소망합니다.

"나 여호와가 말하노라 너희를 향한 나의 생각은 내가 아나니 재앙이 아니라 곧 평안이요 너희 장래에 소망을 주려하는 생각이라" (예레미야 29장 11절)